图解健康知识丛书

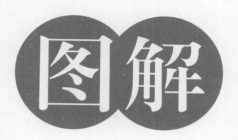

指压疗法

唐 旭◎编著

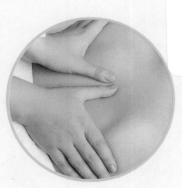

四川科学技术出版社

·成都·

图书在版编目（CIP）数据

图解指压疗法 / 唐旭编著. —— 成都：四川科学技术出版社, 2023.5（2024.3重印）

（图解健康知识丛书）

ISBN 978-7-5727-0989-0

Ⅰ. ①图… Ⅱ. ①唐… Ⅲ. ①穴位按压疗法—图解 Ⅳ. ①R245.9-64

中国国家版本馆CIP数据核字(2023)第086720号

图解指压疗法
TUJIE ZHIYA LIAOFA

编　著　唐　旭

出 品 人　程佳月
责任编辑　谢　伟
封面设计　宋双成
责任出版　欧晓春
出版发行　四川科学技术出版社
　　　　　成都市锦江区三色路238号　邮政编码 610023
　　　　　官方微博：http://weibo.com/sckjcbs
　　　　　官方微信公众号：sckjcbs
　　　　　传真：028-86361756
成品尺寸　170 mm × 240 mm
印　　张　13
字　　数　260千
印　　刷　三河市南阳印刷有限公司
版　　次　2023年5月第1版
印　　次　2024年3月第4次印刷
定　　价　32.80元

ISBN 978-7-5727-0989-0

邮　　购：成都市锦江区三色路238号新华之星A座25层　邮政编码：610023
电　　话：028-86361770

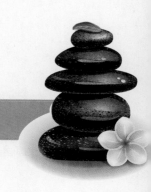

Preface 前言

　　指压疗法在传统医学经络、五行、阴阳等理论指导下，经过长期发展，已逐渐成为中医常用的治疗方法。

　　具体来讲，指压疗法是指运用手指的指力，根据每个人的具体情况、病情特点以及穴位选择等，以手指代替针刺，对体表某个特定部位或相应穴位进行点压刺激，故又叫点压疗法。

　　相对于其他疗法，指压疗法具有以下优势：

　　一、不用准备特殊工具，随时都可以进行治疗

　　指压疗法不需要像针灸、拔罐那样准备专门的工具，只需要我们的双手就可以了，偶尔也可以利用身边随手可得的工具，如笔头、木棒、梳子等，十分方便。此外，指压穴位大多集中在手可触及的范围内，一个人就可以操作完成，也不用要求特殊的场所和特定的时间，在患者乘车、看电视、打电话或聊天的同时就可以完成治疗。

　　二、可以治疗多种疾病，效果良好

　　指压疗法作为一种操作简便又安全易学的疗法，治疗范围非常广泛，对内科、外科、妇科、儿科、皮肤科等的多种疾病都有很好的治疗效果。我们平时只要做到手法正确、持之以恒就可以了。

三、绿色环保，疗效显著

指压疗法是较为安全的治疗法，疗效显著。只要我们掌握一定的指压按摩知识，在身体感到不舒服的时候，就可以通过指压来解决，不需要外用药或内服药，也不需要借助其他任何有风险的治疗手段。

四、不会给患者造成经济压力

指压疗法不需要支付昂贵的医药费，不需要去医院排队挂号，基本上没有成本。

基于上述种种，笔者在借鉴了诸多参考资料的前提下，编写了《图解指压疗法》一书。本书分为八章，对指压的中医理论、手法和适应病症等进行了全面详细的介绍，针对各类常见病给出了相应且常用的效果较好的指压疗法。

本书语言浅显易懂，将复杂的医学知识用平实、通俗的语言表达出来，方便普通读者理解。同时本书采用图解形式，配备了大量插图，帮助读者认识指压穴位和手法。希望广大读者通过此书，能掌握一些基本的指压疗法知识和常用的指压疗法，且能学以致用，学会防治相关疾病。

最后，祝愿大家都能更好地养生，拥有健康的生活方式。

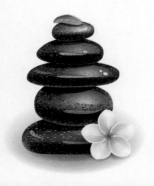

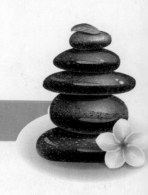

Contents 目录

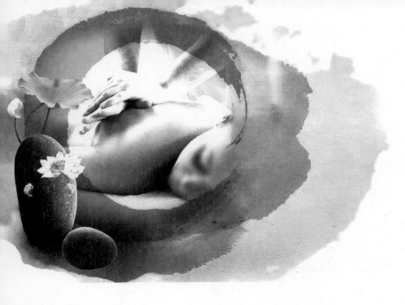

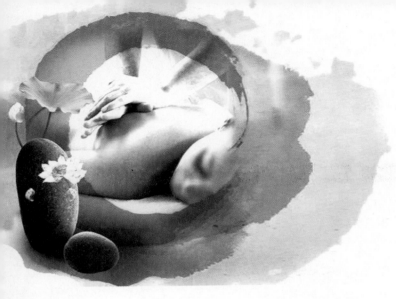

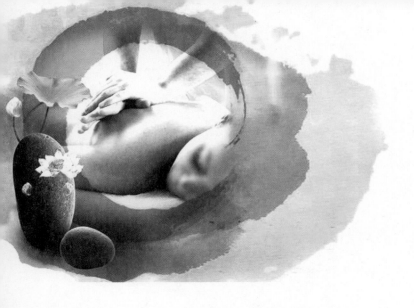

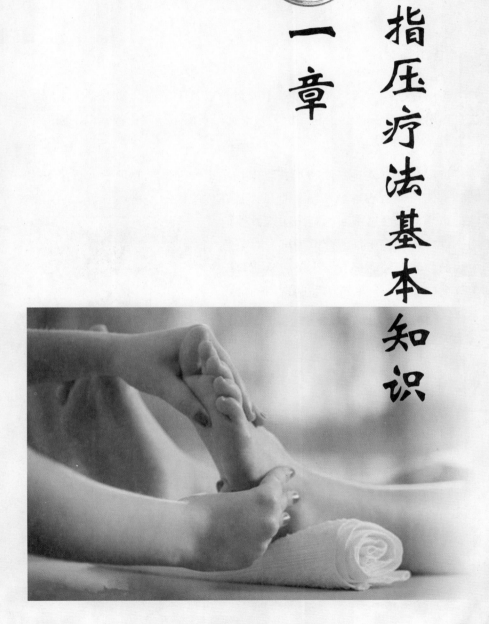

第一章　指压疗法基本知识

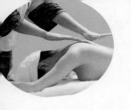

指压疗法的定义与作用机制

指压疗法的定义

指压疗法是术者以单手或双手的指头以及手掌面，通过运用不同手法，作用于患者身体部位和穴位，并根据患者病情、穴位等施以不同的手法来治疗疾病的方法。

指压疗法有其自己的特点，以生物学、物理学、心理学、哲学等为基础，使人体身心达到和谐。指压疗法在传统医学经络、五行、阴阳等理论指导下，通过不断的临床实践，被证明不仅疗效好，而且治疗范围广，对某些疾病的疗效，针药都有所不及，从而获得了较大的发展，逐渐成为民间常用的治疗方法之一。该疗法操作简便，易学易懂，安全无痛，适用范围广，患者乐于接受，在许多场所都可以施术治疗，便于普及和推广。

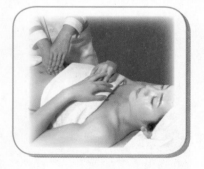

指压疗法的作用机制

指压疗法的作用机制，是由针刺、按摩理论相结合而成的，而这两种理论都与经穴、经络有密切关系。穴位是经络在人体表面的反应点，通过经络的联系，脏腑的病理变化可以反映到人体体表，而人体体表的各种刺激也可传导到内部的脏腑。应用指压疗法按压一定的穴位，通过经络的作用，能调整脏腑的机能，促进气血循环，从而激发人体内在的抵抗力，起到治疗作用。

指压疗法的功能、特点及操作手法

指压疗法的功能及特点

▶ 功能

> ▶ **对经络系统的作用** 指压疗法是依据经气的运行规律及其信息流的表现而进行诊断，对经络穴位进行调整，从而达到治疗效果。

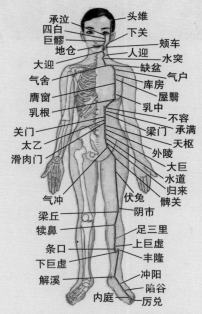

承泣　头维
四白　下关
巨髎　颊车
地仓　人迎　水突
大迎　缺盆　气户
气舍　库房
膺窗　屋翳
乳根　乳中　不容
关门　梁门　承满
太乙　天枢
滑肉门　外陵
大巨
水道　归来
气冲　伏兔　髀关
梁丘　阴市
犊鼻　足三里
条口　上巨虚
下巨虚　丰隆
解溪　冲阳
内庭　陷谷　厉兑

> ▶ **对皮肤的作用** 指压作用于皮肤，可改善皮肤的呼吸，有利于汗腺和皮脂腺的分泌；指压能使毛细血管扩张，呈主动性充血，改善皮肤的营养，增强皮肤深层细胞的生命活力，从而使皮肤光泽而富有弹性。

003

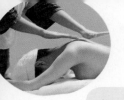
▶ 对肌肉的作用　指压可以提高肌肉的工作能力，增强肌肉耐力，放松肌肉；指压能使肌肉中闭塞的毛细血管打开，增加血流量；指压还可增加肌肉的张力和弹力，使其收缩能力增加，防止肌肉萎缩。

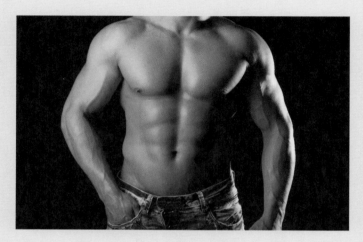

▶ 对关节、肌腱的作用　指压后，韧带的弹性和活动性可增强，关节周围的血液循环将更加活跃，从而消除关节滑液停滞、淤积及关节囊肿胀、孪缩的现象；指压后关节局部的温度上升，故能祛风散寒，舒筋活血，以利减轻和消除由于外伤所致的关节功能障碍。

▶ 对血液系统的作用　指压能加速静脉血管中血液的回流，可促进损伤部位水肿的吸收；指压使血管扩张，降低大循环中的阻力，减轻心脏的负担，有利于心脏的工作；指压还能影响血液的重新分配，调整肌肉和内脏血液流量及储备的分布状况，以适应肌肉或内脏工作时的需要。

▶ 对呼吸系统的作用　指压可使气体代谢增加；可以直接刺激胸壁或通过神经反射而使呼吸加深。

▶ 对消化系统的作用　指压可使胃肠壁肌肉的张力增加，增强胃肠的蠕动，增进胃肠等脏器的分泌功能。

▶ 特点

适应证广泛

目前指压疗法已经适用于临床各科的某些疾病（不是所有的疾病），尤其对运动系统的一些伤病，慢性、功能性疾病，以及某些器质性病变等有较好的效果。

安全有效

一般药物治疗往往会产生这样或那样的副作用，特别是需要长期服用某些药物的患者，因为药物的副作用而产生很多顾虑，以致影响治疗效果。指压疗法是一种比较安全可靠、无严重副作用的治疗方法。

简便易行

只要学会常用的各种手法，不要任何特殊设备，只要一双手，随时随地都可以进行治疗。

常用指压疗法及其操作手法

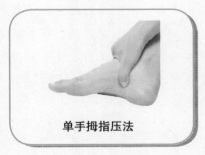

单手拇指压法

单手拇指压法一般是用右手的拇指按压患者局部的方法，其余四指或握拳或向外伸开。左手不用于按压，而是用以支撑患者的身体。

双手拇指压法一般用于脊柱的两侧、头部、双下肢及其他肌肉较丰厚的部位。注意用本法按压头部、腹部的时候，力量要掌握好。

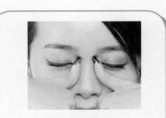

双手拇指压法

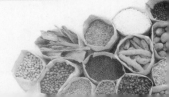

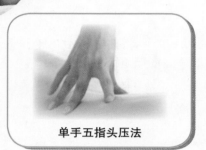

单手五指头压法

单手五指头压法是用单手五个手指头同时按压体表的方法。本法按压面积大，按压时可借助身体的重量，用于胸、腹部等按压。亦可将拇指提起，离开体表，用另外四指按压，也称单手四指头压法。

三指头压法是将食指、中指、无名指三指并拢，指头并齐，操作时三指头合力按压。该法多用于胸、腹部和颈项部。

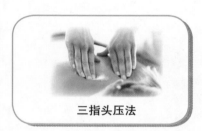

三指头压法

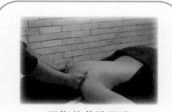

四指关节排压法

四指关节排压法是指将除拇指以外的四指关节屈曲如拳状，拇指紧靠拳眼，将四指的第一关节突排放在一条直线上。该法多用于双下肢后侧、腰背部肌肉丰厚处的直线按压，由于按压时四个指关节同按压在一条经络线上，四个点同时按压，故可节省指压时间。

双手拇指并压法是将双手拇指头紧贴靠拢，按压时双手拇指头合力用于一个指压点。这样可明显地提高指压的力度，适用于肌肉结实丰厚处和深部硬块、痛点。

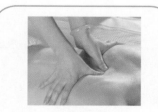

双手拇指并压法

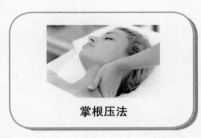

掌根压法

掌根压法是使用单手或双手掌根按压，多用于患部及腰背。

手掌压法是用掌根、鱼际、全掌、单掌或双掌交互重叠按压在所取部位或穴位上，着力按压并持续数秒，然后逐渐减轻力度，再重复按压。

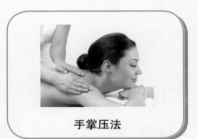

手掌压法

指压疗法必须用手来操作吗？

在有些情况下，用手指按压或者用手掌按压的效果都很好，如果力度不够，或者按压的面积太小，这时就需要其他的物品代替手指或手掌进行按压，这种方法叫作代指法。

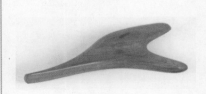

按摩器

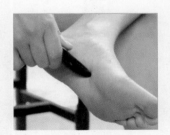

代指法

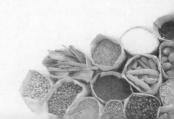

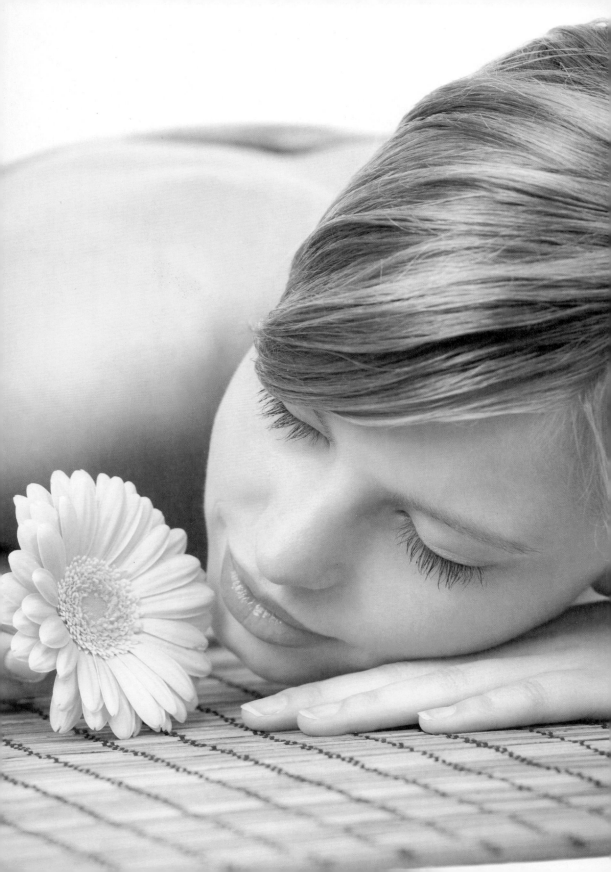

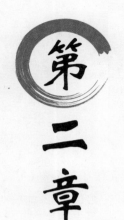

第二章

指压疗法的操作方法

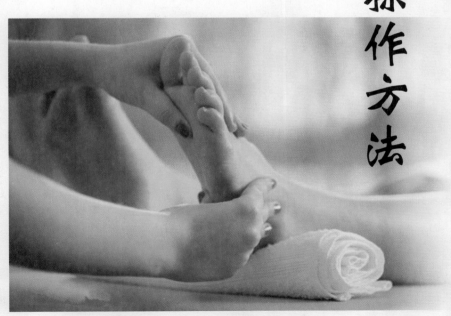

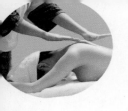

指压疗法的基本手法

▶ 压法

　　压法指用拇指面按压治疗部位，或用食指或拇指屈曲成尖状、指关节压在穴位上不断地点压的方法。此法适用于大部分身体虚弱的患者。

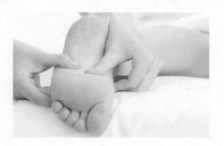

拇指压法

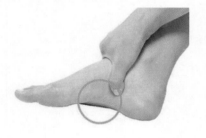

屈拇指压法

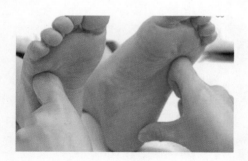

屈食指压法

▶ 掐法

　　掐法指用拇指指甲深掐在穴位上，并稍微用力，频频摇动手指，以加强刺激量的方法。对于身体强壮或者有急性疾病的患者，大都适合使用这种方法。

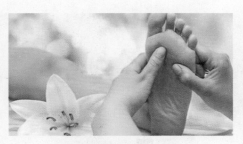

拇指指甲深掐在穴位上

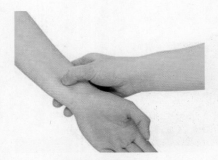

稍微用力掐穴位

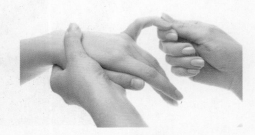

掐穴位的同时摇动手指

▶ 揉法

　　揉法是一种按摩疗法，指用指腹或手掌在穴位上轻轻揉按的方法。揉法在指压疗法中很少被单独应用，通常都是在操作完成后配合使用。

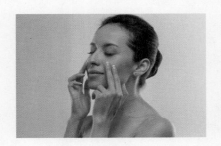

指揉法

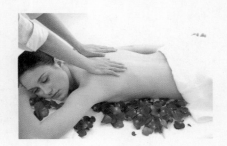

长揉法

▶ 补法

　　补法就是在选定的穴位上用拇指尖稍微用力点压的轻刺激的方法，主要用于虚证。

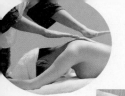

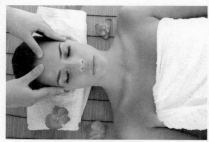

拇指尖放于穴位上

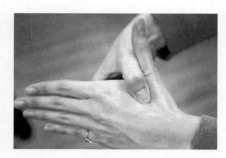

用力点压

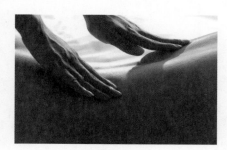

拇指松开

▶ 泻法

　　泻法就是在股间或肌肉丰厚处或在皮肤的穴位上用力点压不动的方法，主要用于实证。

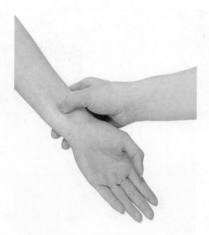

指尖放在穴位上用力点压不动

指压手法练习

指压手法练习，主要是练习指力和腕力。除了一般的练习，还可以在自己的中脘、足三里、关元、气海、合谷等保健穴位上练习，能体会到指压的轻重感觉以及指压引起的反应。

▶ **拇指练习**

可以用拇指在自己的保健穴位上练习。

除此之外，还可以在沙袋上练习。用白布缝一个宽约13厘米、长约20厘米的布袋，在里面装上细沙，注意不要装得太满，将口封住就可以练习了。在练习的时候一定要认真，沉肩垂肘，放松上肢和前臂，全神贯注，心平气和，徐徐进指，慢慢退指。用力就像梭形，中间粗，两头尖。也就是气与力徐徐进入，逐渐加强，等到了一定程度时，再慢慢减弱而缓出。这样才可以疏通经络，达到治疗的效果。

每次练习不要超过半小时，每个穴位练习2～3分钟。否则会影响到身体和腧穴部位。

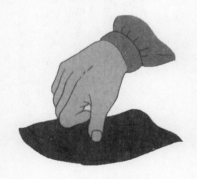

拇指练习

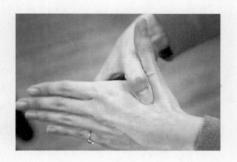

拇指扣合谷穴

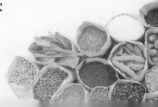

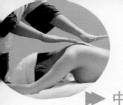

▶ 中指练习

　　用中指来练习指力的时候，既可以在自己的保健穴位上练习，也可以在沙袋上练习。练习的方法和前面拇指练习的要领一样。

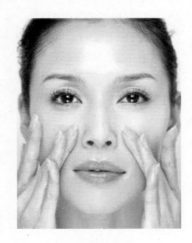

中指练习

指压指南

指压与呼吸

　　术者和患者呼吸应保持一致。通常都是在呼气的时候按压，在加力的间隙或者是在进行下一次按压之间要再次吸气以调匀。

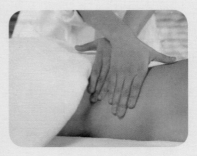

　　在对腰背或四肢部位进行按压的时候，不用对呼吸要求得太严格，但是如果患者的体质比较弱或者对胸、腹部进行指压，就要将呼吸的因素考虑进去。吸气为实，呼气为虚，按压要乘虚而入，在这点上和武术、摔跤、拳击等是相同的。

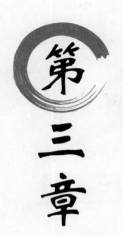

第三章 指压常用部位

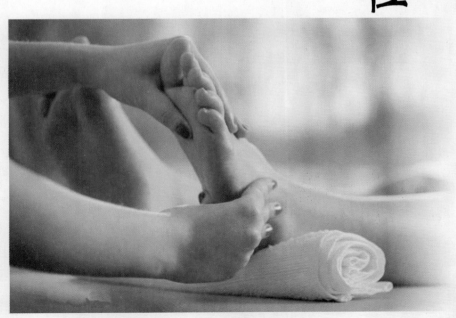

完骨穴

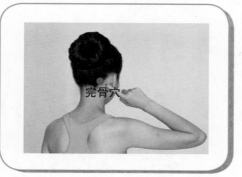

定位：头部，耳后乳突处后下方凹陷处。

对症：耳鸣。

天柱穴

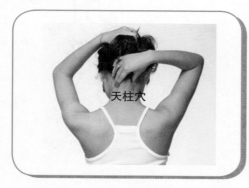

定位：颈部，头后面正中发根近颈部处，位于颈部两块大肌肉斜方肌的外侧凹陷处。

对症：头痛。

风池穴

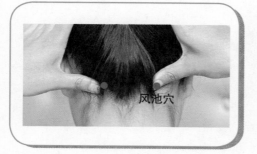

定位：颈部，枕骨下发根处往外移两厘米的地方。指压时，头部与颈部会有刺痛感。

对症：嗜睡。

头窍阴穴

定位：头部，耳后乳突的后上方。

对症：头晕、目眩。

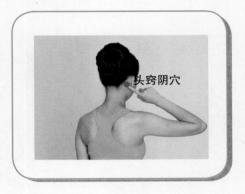

百会穴

定位：头部，头顶，左右耳尖向上延伸至头顶之间的连线，与眉间中心往上直线的交会点。

对症：脱肛。

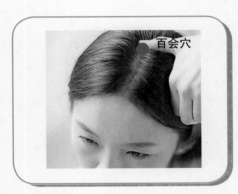

头临泣穴

定位：头部，眼睛瞳孔正上方，距前额发际往内约1厘米的地方。指压时，能将刺激传递到眼睛深处。

对症：眼睛痒。

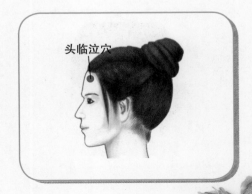

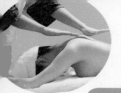

眼球

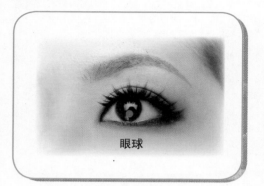

眼球

定位：脸部，闭眼后以眼球全体为重点，轻轻压住眼球，可加强血液循环，改善眼睛充血的情形。

对症：眼睛充血。

迎香穴

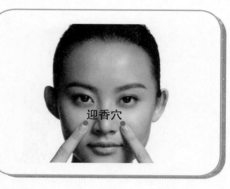

迎香穴

定位：脸部，鼻子两侧，能有效治疗鼻塞，因鼻子主要是用来嗅闻气味的，故有此名。

对症：流涕、鼻塞。

攒竹穴

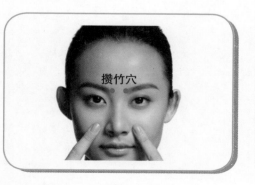

攒竹穴

定位：脸部，眉头凹陷处，当手指放在眉毛上揉动时会浮现一条细筋，按压此处可刺激眼睛四周。

对症：眼睛充血。

颊车穴

定位： 脸部，下巴（下颌骨）附近。往前指压的话，下巴处会有麻麻的感觉，能有效治疗下齿摇动及疼痛。

对症： 牙痛。

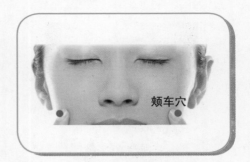

颊车穴

下关穴

定位： 脸部，耳朵附近，触摸耳前到颊骨，骨头凹陷处就是此穴，对上齿摇动及疼痛很有效。

对症： 牙痛。

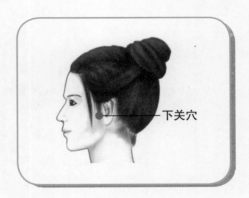

下关穴

承泣穴

定位： 脸部，在眼睛正下方的骨头边缘。轻压此穴位会有麻麻的感觉。

对症： 眼睛痒。

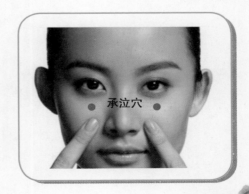

承泣穴

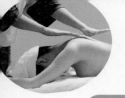

晴明穴

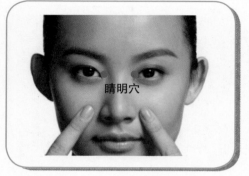

晴明穴

定位：脸部，眼角的穴位。晴有瞳孔的意思，因指压此穴可使眼睛明亮，故有此名。

对症：视疲劳。

瞳子髎穴

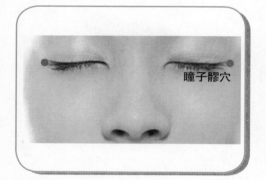

瞳子髎穴

定位：脸部，从眼尾外移约一个拇指宽度的凹陷处，瞳子髎本身具有眼角的意思。

对症：视疲劳。

翳风穴

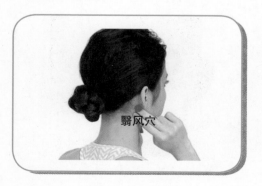

翳风穴

定位：颈部，耳垂后方。耳垂后乳突下方与下颌骨之间的凹陷处。

对症：耳鸣。

地仓穴

定位：脸部，嘴角两侧，此处用手指指腹按压较不易达到效果，必须改以指尖指压才比较有效。

对症：肌肤干燥。

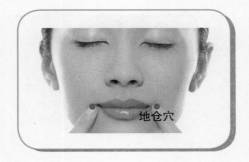

地仓穴

颈棘肌

定位：颈部，颈椎两侧，靠后颈处左右各3～5厘米的宽度，颈后的斜方肌易因疲劳而有僵硬感。

对症：颈部酸痛。

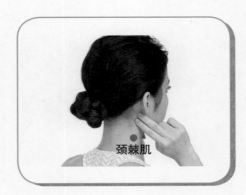

颈棘肌

胸锁乳突肌

定位：颈部，从耳后正下方对着锁骨生长的粗大肌肉是胸锁乳突肌，只要左右转头即可马上看到。

对症：面部浮肿。

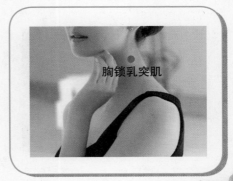

胸锁乳突肌

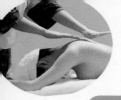

颈肌

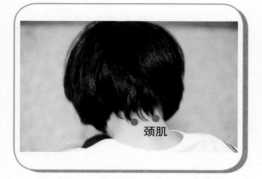

颈肌

定位： 颈部，沿着颈椎左右有颈肌经过，指压时要特别针对僵硬的肌肉做重点指压。

对症： 晕眩。

水突穴

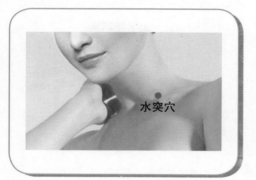

水突穴

定位： 颈部，喉结斜下方，胸锁乳突肌中央部位往前颈3厘米左右的地方，约在喉骨的边缘。

对症： 咽喉肿痛。

天窗穴

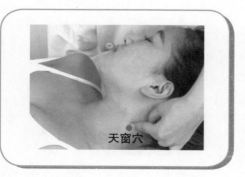

天窗穴

定位： 颈部，约与喉结同高，胸锁乳突肌的后方。

对症： 头痛、面部浮肿。

胆俞穴

定位：在人体下背部，在第十胸椎棘突下，后正中线旁开1.5寸[1]即是。

对症：胆囊炎、肝炎、胃炎、溃疡病。

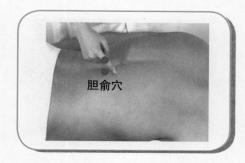

胆俞穴

大椎穴

定位：颈部，颈椎后，转动颈部时，所移动之骨头的最下方。

对症：流涕、鼻塞、皮肤干燥。

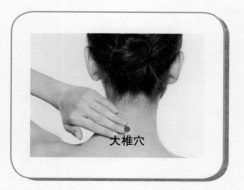

大椎穴

天突穴

定位：颈部，颈前中央，喉结之下、胸骨上方的凹陷处。刺激的方向以斜角朝下向胸骨侧按压。

对症：喷嚏、咳嗽。

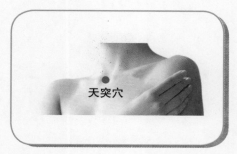

天突穴

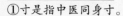

①寸是指中医同身寸。

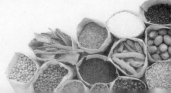

天牖穴

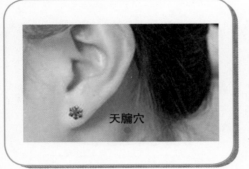

天牖穴

定位：颈部，横平下颌角，胸锁乳突肌的后缘凹陷中，位于左右转动颈部时使用到的肌肉上方。

对症：落枕。

云门穴

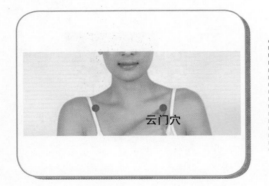

云门穴

定位：肩部，锁骨外侧下方的凹陷处，指压时喉咙及手臂会有刺痛感。

对症：五十肩。

肩中俞穴

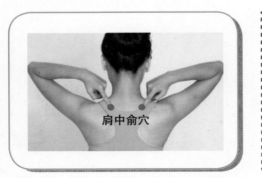

肩中俞穴

定位：肩部，脖子往前弯时，颈椎会出现凸骨，此骨往外移约4厘米的地方，便是肩中俞穴。它位于转头时所使用到的肌肉上方。

对症：落枕。

天容穴

定位：颈部，下颌骨的下方，靠近胸锁乳突肌前缘。
对症：颈部酸痛。

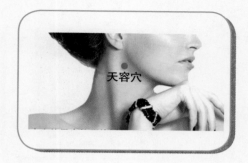
天容穴

肩胛骨之间

定位：背部，在脖子与肩膀连接线上，也就是在左右两侧的肩头上。指压此部位时，颈部与肩膀会有刺痛感。
对症：肩部酸痛不适。

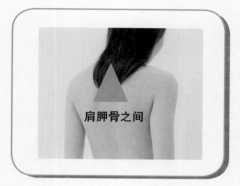
肩胛骨之间

风门穴

定位：背部，低头时颈后凸出骨下方第二个椎骨之下，脊柱旁约3厘米的地方，左右各有一个。
对症：感冒。

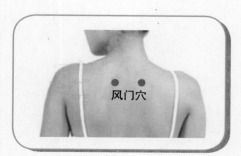
风门穴

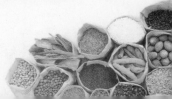

胃俞穴

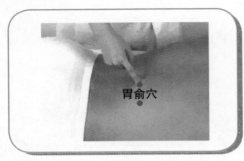

胃俞穴

定位：背部，第十二胸椎棘突下，脊柱左右两侧约两根手指的宽度处。

对症：消化不良、食欲下降。

肝俞穴

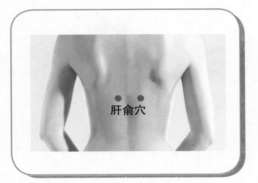

肝俞穴

定位：背部，第九胸椎棘突下，脊柱左右两侧约两根手指宽处。

对症：背脊僵硬、宿醉。

臑俞穴

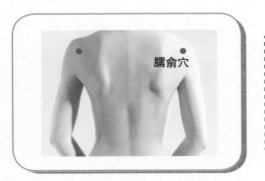

臑俞穴

定位：肩部，肩胛骨上方稍微往外移一点，可感觉到一凹陷处。

对症：五十肩。

膈俞穴

定位：背部，肋骨与腹部交界的部分，约第七胸椎棘突下，脊柱左右两侧约两根手指的宽度处。

对症：背脊僵硬、失眠。

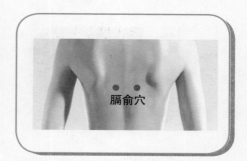

膈俞穴

曲垣穴

定位：背部，背部上方距肩胛骨上缘约2厘米的地方。

对症：肩膀酸痛。

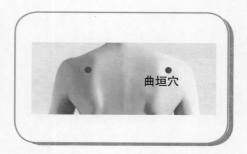

曲垣穴

身柱穴

定位：背部正中，第三胸椎的下方。

对症：精神不振。

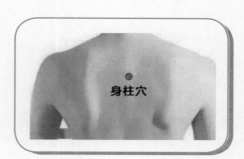

身柱穴

神道穴

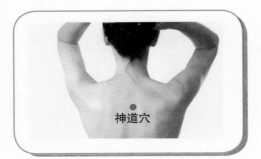

神道穴

定位：背部正中，第五胸椎棘突下侧。

对症：心烦。

期门穴

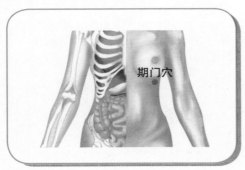

期门穴

定位：胸部，乳头直下，前正中线旁开4寸，也就是第六肋骨的下方。此穴位必须配合呼吸来做指压。

对症：宿醉。

心俞穴

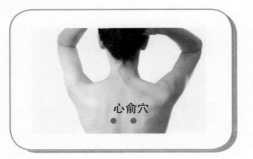

心俞穴

定位：背部，第五胸椎棘突下，脊柱旁，往左右移约两根手指的宽度处。

对症：心悸。

关元穴

定位：腹部，下腹部，肚脐
下方约四根手指宽的地方。

对症：腹胀。

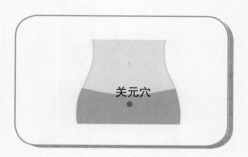

巨阙穴

定位：腹部，上腹部前正中
线上，脐中上约四根手指
宽处。

对症：心烦。

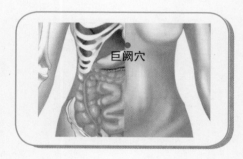

水分穴

定位：腹部，肚脐正上方，
在肚脐上方约一个拇指宽的
地方，由于此穴位有调节
体内水分的功能，故以此
为名。

对症：腹部浮肿。

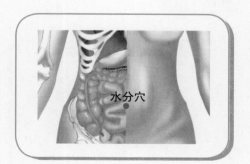

中脘穴

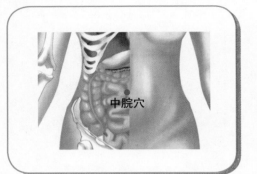

中脘穴

定位：腹部，上腹部前正中线上，肚脐上方约五根手指宽处。指压此穴位时必须配合着呼吸来进行。

对症：消化不良、食欲下降。

腹结穴

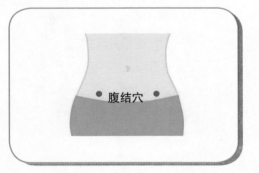

腹结穴

定位：腹部，肚脐往左侧或右侧移约六根手指的宽度，再下移1.5厘米即是。

对症：腹胀。

大巨穴

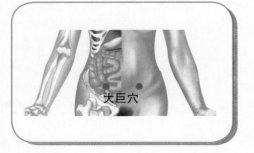

大巨穴

定位：腹部，肚脐斜下方约三根手指宽的地方，左右各一。

对症：便秘。

中极穴

定位：腹部，肚脐正下方，约四根手指宽的地方。

对症：尿频。

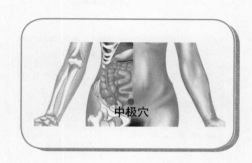

中极穴

肾俞穴

定位：腰部，位于腰部最细的地方，第二腰椎棘突下，脊柱左右两侧约两根手指宽的地方。

对症：腰痛、痔疮。

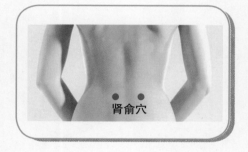

肾俞穴

大肠俞穴

定位：腰部，位于第四腰椎棘突下，脊柱左右两侧约两根手指宽处，肾俞穴下方3～4厘米的地方。

对症：腰痛、腹泻、便秘。

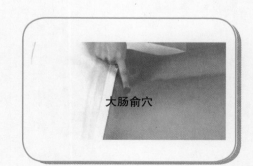

大肠俞穴

上臂后侧

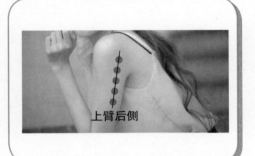

上臂后侧

定位：手臂，上臂后侧，沿着肩头到手肘的一直线，此线可分成5个点来指压。

对症：手臂无力、手肘疼痛。

外关穴

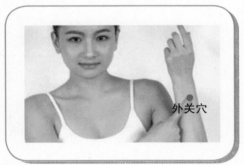

外关穴

定位：手臂，前臂的手背侧，桡骨与尺骨之间，手腕往手肘方向移约2寸宽的地方。

对症：晕眩。

膀胱俞穴

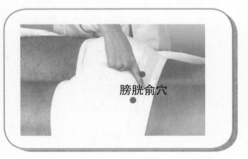

膀胱俞穴

定位：腰部，位于脊柱与尾椎连接的正中央，并往左侧或右侧移约1.5寸宽即是。

对症：尿频。

温溜穴

定位：手臂，屈肘，前臂背面桡侧，在阳溪穴与曲池穴连线上，腕横纹上5寸处即是。

对症：腹泻。

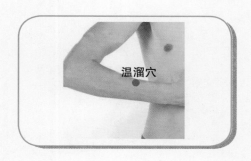

温溜穴

郄门穴

定位：手臂，位于靠手掌侧的手臂上，约在前臂中央，弯曲手臂及手指时，肌肉凸起的部分即是，指压此穴位，手指会有刺痛感。

对症：手指麻木、心悸。

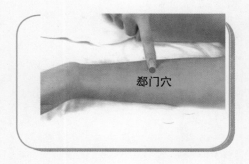

郄门穴

支沟穴

定位：手臂，位于前臂背侧，手腕向上往手肘方向约9厘米处，于前臂两骨之间可找到。

对症：腱鞘炎。

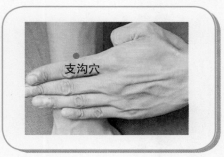

支沟穴

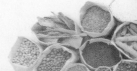

尺泽穴

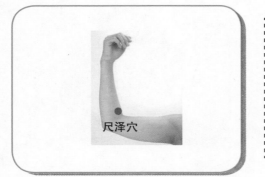

定位： 手臂，位于手肘内侧。关节中央略靠拇指侧，当拇指碰触此穴位时，可感到脉搏的跳动。

对症： 喷嚏、咳嗽。

手三里穴

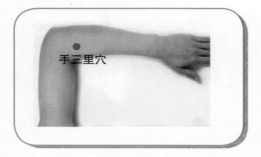

定位： 手臂，位于前臂背侧，弯曲手肘时会产生一些横纹，靠近拇指侧往手指方向移约2寸的地方即是。

对症： 晕眩。

四渎穴

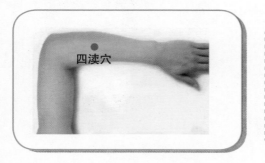

定位： 手臂，位于前臂的手背那一面，手肘与手腕的中央，尺骨与桡骨之间。

对症： 手指麻木。

肘髎穴

定位：手臂，弯起手肘，曲池穴上方1寸，肱骨的边缘处。

对症：手臂无力、手肘疼痛。

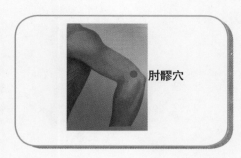

肘髎穴

内关穴

定位：手臂，位于手掌侧，腕横纹上2寸，介于两根肌腱之间。

对症：腱鞘炎、呕吐、晕车。

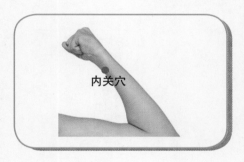

内关穴

偏历穴

定位：手臂，侧掌，屈肘，前臂背面靠拇指侧，腕横纹上3寸。

对症：腱鞘炎。

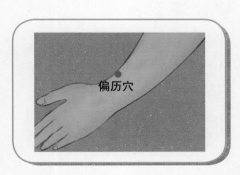

偏历穴

合谷穴

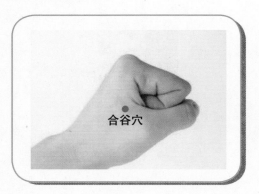

合谷穴

定位：手部，在手背拇指与食指之间，张开手指时，可在两指之交叉处找到。

对症：呕吐、晕车。

足三里穴

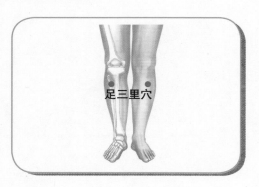

足三里穴

定位：腿部，位于胫骨外侧，膝盖下方约三根手指宽处。

对症：腿部浮肿。

后溪穴

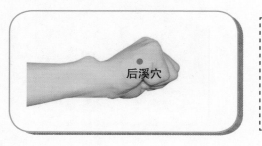

后溪穴

定位：手部，手微握成拳头，在手背小指侧后方的凹陷处。

对症：感冒。

手指的井穴

定位：手部，统称为十个指尖的穴位，由于指尖是非常敏感的地方，按压此处时如果有疼痛感，则表示有效。

对症：身体不舒服。

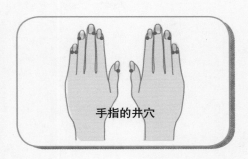

手指的井穴

足部的井穴

定位：足部，位于脚指甲左右两侧，单脚有10个穴位，两只脚共20个穴位。即使以轻微的力量刺激脚指甲旁的井穴也会相当疼痛。

对症：脚底冰冷。

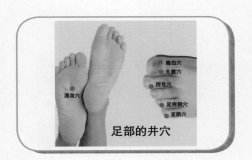

隐白穴
大敦穴
厉兑穴
足窍阴穴
至阴穴
涌泉穴

足部的井穴

委中穴

定位：腿部，位于站立时膝后弯曲处横纹的正中央。小腿肌肉痉挛时，通常这里的肌肉紧绷。

对症：小腿肌肉痉挛。

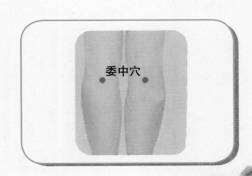

委中穴

阴陵泉穴

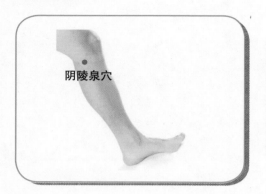

阴陵泉穴

定位：腿部，位于膝盖内侧，膝盖下面的凸骨处边缘，弯曲膝盖时可轻易找到。

对症：膝关节痛。

环跳穴

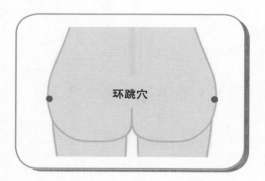

环跳穴

定位：臀部，双脚张开时，此穴位位于腹股沟外侧所产生之横纹的中央，也就是股骨凸出处的正上方。

对症：肢体麻木。

肩井穴

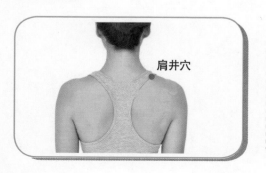

肩井穴

定位：肩部，在肩上，前直乳中，当大椎与肩峰端连线的中点上。

对症：肩背疼痛、颈项强等。

解溪穴

定位： 足部，位于前脚踝关节的正中央，当弯起脚踝时，产生皱纹的地方即是。

对症： 足下垂。

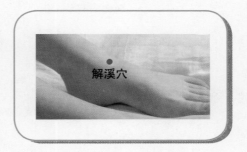

曲泉穴

定位： 腿部，位于膝盖内侧，屈膝而产生横纹时，膝关节凹陷的地方。按压此穴时膝关节内会有刺痛感。

对症： 膝关节痛。

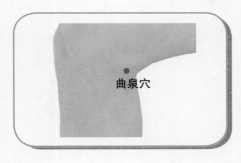

血海穴

定位： 腿部，屈膝时，膝盖内侧凹陷处的上端。

对症： 生理痛。

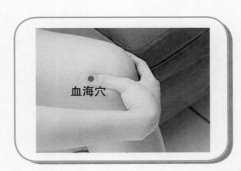

三阴交穴

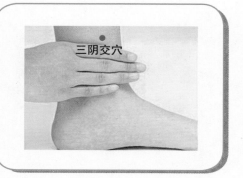

三阴交穴

定位： 腿部，足内踝尖往上移约四根手指宽的地方，在胫骨内侧缘后方。

对症： 生理痛、失眠。

承山穴

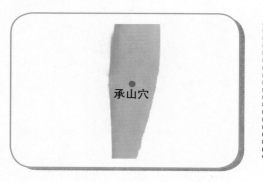

承山穴

定位： 腿部，足跟上提时腓肠肌肌腹下出现尖角凹陷处。如果腿部用力会比较容易找到此穴位。

对症： 急性腰扭伤。

公孙穴

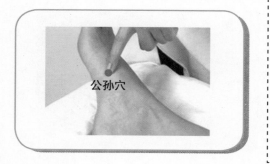

公孙穴

定位： 足部，由脚拇趾趾根外侧之凸出处开始延伸的骨头称为中足骨，此穴位位于足内侧缘，当第一跖骨基底的前下方，赤白肉际处。

对症： 胃痛、呕吐、腹泻；心烦、失眠。

趾间

定位： 足部，脚趾之间的接合处，此处并无特定的穴位名称，但能有效治疗足部的部分不适症状。

对症： 脚底冰冷。

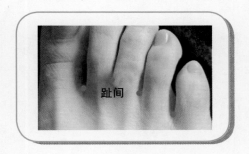

趾间

胫骨前侧

定位： 腿部，指的是膝下到脚踝的胫骨前侧肌肉，比较偏向小指侧。

对症： 脚麻。

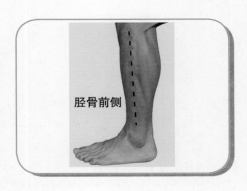

胫骨前侧

太冲穴

定位： 足部，脚拇趾与第二趾间往脚背上移两指处的地方，指压时脚底会有刺痛感。

对症： 肝经风热、妇科等。

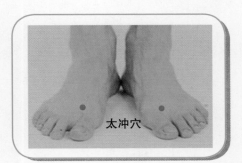

太冲穴

伏兔穴

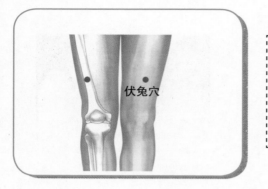

伏兔穴

定位：腿部，大腿前侧中央地带有一块大肌肉，这块肌肉稍微往外移一点的地方即是。

对症：脚麻。

大腿前侧

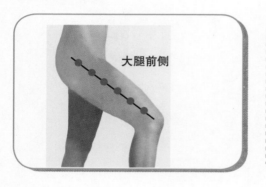

大腿前侧

定位：腿部，前大腿侧中央或稍微靠外侧的一条直线。大约为从大腿与臀部的连接处到膝盖的范围。

对症：腰酸、腰部无力。

筑宾穴

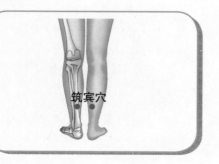

筑宾穴

定位：腿部，位于小腿内侧，距脚踝上方约有五根手指宽的距离，胫骨上方约两厘米处。

对症：小腿肌肉痉挛。

大腿后侧

定位：腿部，大腿后侧中央，或稍微靠内侧的一直线，从大腿与臀部的连接处到膝盖，每侧分成十个点做指压。

对症：腰酸、腰部无力。

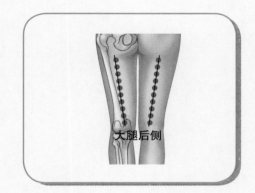

大腿后侧

涌泉穴

定位：足部，位于脚底，当脚趾弯曲时，会感到有一块向内凹的硬肌肉，涌泉穴便在此。

对症：足心热。

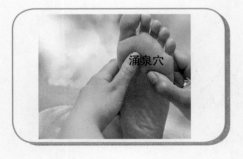

涌泉穴

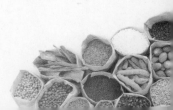

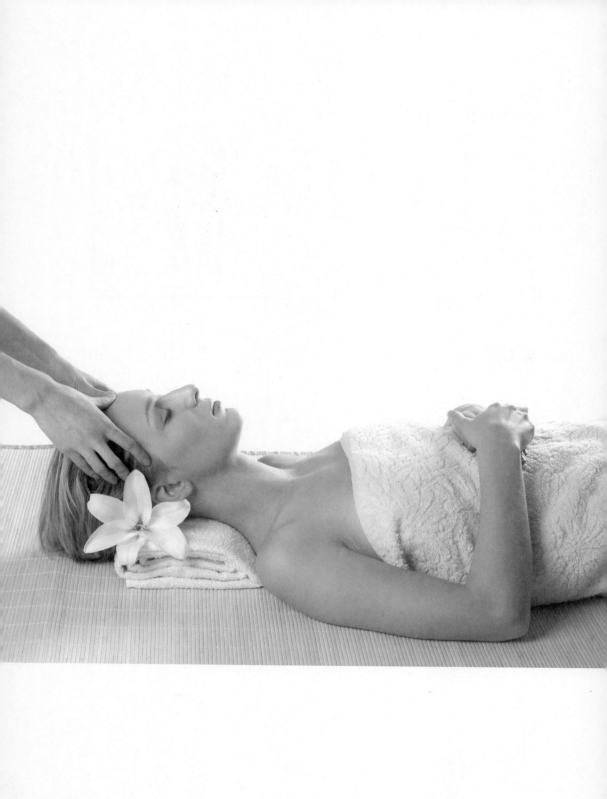

第四章 常见内科疾病的指压疗法

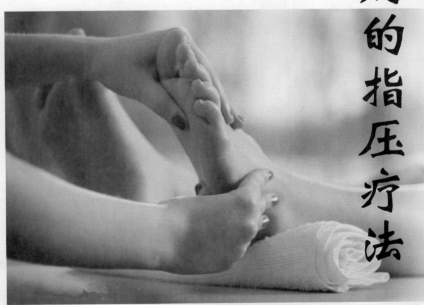

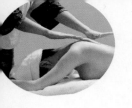

慢性肝炎

肝脏一直有"沉默的器官"的说法，这是由于肝脏生病时，小病不易察觉，一旦发现往往就是大病。例如，病毒性肝炎不仅会让自己受罪，而且还会传染别人。特别是乙型病毒性肝炎，截至目前还没有研究出特效药，如果患者不能及时得到治疗，会发展为慢性肝炎，难以治愈，更严重的还会发展成肝硬化，甚至肝癌。

症状

慢性肝炎（轻、中度）：典型慢性肝炎在发病的早期症状不是很明显，而且缺乏特异性，呈波动性、间歇性发作，更甚者多年都不会出现任何症状。最常见的症状是胃部不适和易疲劳。

慢性肝炎（重度及慢性重型）：患者食欲下降非常明显，皮肤、巩膜黄染及尿色进行性加深，就说明病情恶化，特别是要警惕慢性重型肝炎的发生。

指压方法

▶ 对症穴位

脾俞穴、肝俞穴、中脘穴、期门穴、日月穴。

指压 手法

治疗腹部各种脏器疾病最有效的穴位是背部的脾俞穴和肝俞穴。

在对上述的2个穴位进行按压以后，要对前面的中脘穴、期门穴、日月穴进行按压，这3个穴位对于缓解慢性肝炎也非常有效。其中，中脘穴位于肚脐的正上方。

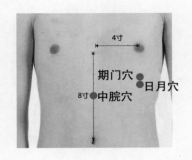
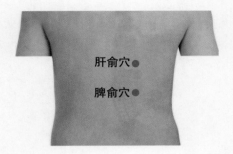

●温馨提示

确定期门穴的办法：从乳头往下拉直线，用手指向下摸，就可以摸到一根肋骨，这是第六根肋骨，在这根肋骨的骨缝和这条直线的相交处，就是期门穴。

依次按压中脘穴、期门穴、日月穴，不仅可以缓解慢性肝炎，对治疗胆囊炎、胃炎、十二指肠溃疡等消化系统的疾病也有帮助。

支气管炎

支气管炎是指气管、支气管黏膜及其周围组织的非特异性炎症。支气管炎有急性的也有慢性的。急性支气管炎多是因为感染了病毒、细菌，或者支气管黏膜受到尘烟微粒等物质的刺激而引起的；慢性支气管炎可能是因为支气管扩张、支气管哮喘等疾病造成的，也可能是由急性支气管炎转化而来。在气温突然降低、免疫功能下降或者呼吸道小血管痉挛缺血的时候，就容易发病。

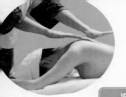

症状

急性支气管炎大多是在冬春季感冒后发病，最初的表现是干咳，然后会有少量的黏黄脓痰，有时伴有气急和胸闷。急性支气管炎久治不愈就会发展成慢性支气管炎，通常主要症状是咳痰、咳嗽，并伴有喘息，连续2年以上，每年发病持续3个月。

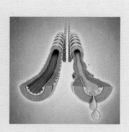

指压方法1

▶ 对症穴位

中府穴、尺泽穴、列缺穴、鱼际穴、丰隆穴、天突穴。（这些穴位请参照本书或本丛书其他图片。）

指压 手法

❶用拇指的指腹用力对中府穴进行按压，按压30秒左右即可，然后放松10秒，继续按压。以此反复按压十余次，直到局部有胀感为止。

❷用拇指的指端用力对尺泽穴进行扣按，按压20秒左右即可，然后放松数秒，继续扣按，按压力量慢慢加大。如此反复数十次，直到局部有酸胀感方可停止。

❸用食指或中指的指尖用力对列缺穴进行切按，按压2~3分钟，直到局部有胀感方可停止。然后用以上方法对鱼际穴进行切按。

❹将拇指的指腹放在丰隆穴，其余的四指放在小腿肚上进行捏按，力度应较大，在捏按30秒后放松10秒，然后再捏按十余次，直到局部有酸胀感即可停止。

❺用食指的指腹轻轻对天突穴进行扣按，按压15秒，然后放松数秒，如此反复扣按几次，直到局部有胀感方可停止。

这种方法尤其适合在剧烈咳嗽的时候使用。

指压方法2

▶ 对症穴位

中府穴、云门穴、天突穴、大椎穴、膻中穴、风池穴、风府穴、肺俞穴。

指压 手法

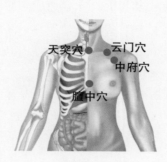

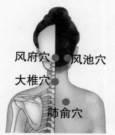

❶患者仰卧，术者用双手对中府穴、云门穴、天突穴三穴进行点揉，点揉时间为1～3分钟。

❷紧接上面步骤，术者用右手的拇指揉患者膻中穴，用力从轻到重，揉1～3分钟即可。

❸患者俯卧，术者对大椎穴进行指压，对患者的风池、风府、肺俞三穴进行指揉，指揉时间为3～5分钟。

❹如果患者是风寒型咳嗽，则需在上面指压的前提下，再艾灸或者加拔火罐1～3分钟。

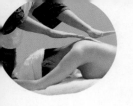

感冒

大部分人每年都会感冒5～6次，造成感冒的原因主要是病毒感染。可以引起感冒的病毒有很多，但并不是说只要感冒病毒进入人体就会引发感冒，小孩、老人等免疫力低下人群以及健康状况差的人更容易引发感冒。

症状

如果患了轻微感冒，只要多休息，多饮水，多出汗，几天后就会恢复。如果患的是严重感冒，患者会感到全身倦怠无力，并伴有恶寒、头痛、汗出、发热等现象，通常会持续一个星期左右。虽然感冒并不是什么大病，但是如果没有及时治疗，导致病症恶化，会引发其他疾病，因此要重视对感冒的治疗。

指压方法

➤ 对症穴位

百会穴、风池穴、太阳穴、上星穴。

指压 手法

用推擦法对感冒进行治疗是非常有效的。具体方法是将生姜捣烂，将葱白切碎，用纱布将生姜和葱白包裹起来，蘸热白酒对患者全身进行推擦，推擦的时候可以从头部开始，然后是背部脊柱两侧，最后是肘窝和腘窝。在推擦的时候要一边蘸热白酒一边擦，不可以干擦，直到皮肤潮红即可。

在按照上述方法推擦完后，可以用指压法进行治疗。在实施指压法治疗以前，要先根据患者的具体症状选好穴位。如果患者的症状是头痛、流鼻涕、鼻塞，要重点对患者头部的百会穴、太阳穴、风池穴、上星穴等穴位进行按揉，每个穴位按揉3～5分钟；如果患者不停地咳嗽，要重点对患者的肺俞穴、天突穴、经渠穴等穴位进行按揉；如果患者全身疼痛，就要重点对患者的太渊穴、太白穴等穴位进行按揉；如果患者痰多，就要重点对患者的丰隆穴进行按揉；如果患者感到咽喉肿痛，就要重点对患者的扶突穴、天鼎穴等穴位进行按揉；如果患者消化不良，就要重点对患者的足三里穴、中脘穴、梁门穴、天枢穴等穴位进行按揉。（肺俞穴、中脘穴、梁门穴、天枢穴的位置请参照本书或本丛书其他图片。）

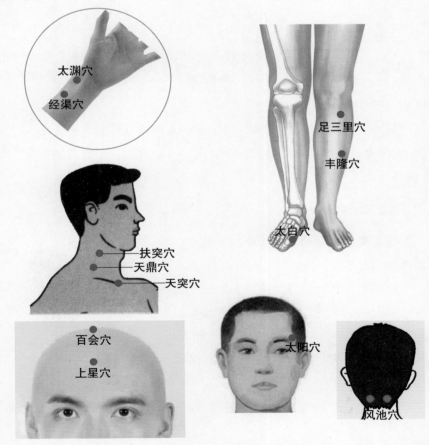

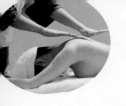

发热

在临床上，经常会出现发热的症状，发热的程度未必会和疾病的严重程度成正比。

症状

正常情况下，腋下的基础体温是36～37℃。如果体温比基础体温高1℃以上，就可以认为是发热。

指压方法

▶ 对症穴位

攒竹穴、迎香穴、百会穴、神庭穴、水沟穴、安眠穴、太阳穴、率谷穴、大椎穴、风池穴、肩井穴、十宣穴。（肩井穴、十宣穴请参照本书或本丛书其他图片。）

指压 手法

❶用双手拇指的螺纹面分推攒竹穴到两侧的太阳穴，连续推30遍即可。

❷用双手拇指的螺纹面分别对迎香穴、百会穴、神庭穴进行按压，各按压50次即可。

❸用双手拇指的螺纹面分别对水沟穴与迎香穴进行按压，两穴位各按压50次即可。

❹用手部的大鱼际对太阳穴进行按揉，先向前旋转按压15次，然后再向后旋转按压15次。

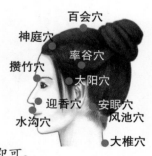

⑤以率谷穴为中心围绕头侧面进行按揉，按揉30次即可。

⑥五指并拢，对大椎穴进行叩击，叩击50次左右即可。

⑦用左手拇指的指腹从患者风池穴顺颈部脊柱直接推到肩井穴，并对肩井穴进行点按，点按1~2遍即可。

消化性溃疡

消化性溃疡主要发生在胃与十二指肠部分，为胃酸与胃蛋白酶作用在上消化道黏膜而产生的溃疡。

本病的发生与持续、过度的精神紧张有关，与机械性刺激以及食物的化学性、药物的不良作用、吸烟饮酒、胃黏膜屏障的破坏、某些疾病等有关。有研究发现，幽门螺杆菌感染为本病发病的又一重要因素。中医认为本病多数是因为饥饱失节、饮食不节而损伤脾胃，或是情志不舒、肝气犯胃、脾失健运等造成的，治以理气和胃、止痛为主。

症状

消化性溃疡的症状主要包括胃部节律性、周期性疼痛，并出现嗳气、呕吐、反酸等。

对本病的形成有着决定性作用的是胃酸与胃蛋白酶。内分泌功能紊乱后会增加胃酸与胃蛋白酶的分泌量，胃排空过快，是十二指肠溃疡产生的前提；胃黏膜屏障遭到破坏，胃幽门运动功能减弱，十二指肠液出现反流则是胃溃疡出现的条件。

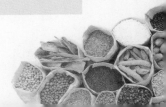

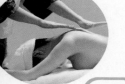

指压方法1

▶ 对症穴位

　　内关穴、外关穴、梁丘穴、胃俞穴、足三里穴、公孙穴、太冲穴。（这些穴位请参照本书或本丛书其他图片。）

指压 手法

　　❶拇指指尖放在内关穴上，食指指尖放在此穴背面（外关穴处），两指着力切按，每隔20秒放松数秒，反复切按3～5分钟，直到局部出现胀感为止。该法适用于治疗胃、十二指肠溃疡伴有的疼痛、嗳气、呕吐、反酸等。

　　❷拇指指腹着力扣按梁丘穴，每隔30秒放松10秒，反复扣按3～5分钟，以局部出现明显胀痛感为度。该法经常用来治疗胃部疼痛不止的症状。

　　❸拇指指腹用力对胃俞穴进行扣按，每隔20秒放松数秒，反复扣按5分钟，以局部出现较重酸胀感为度。该法能够在一定程度上止痛解痉。

　　❹拇指或是中指指腹对足三里穴进行轻轻揉按，持续3～5分钟，最好是局部出现轻微酸胀感，该法适用于对腹胀、便秘、泄泻等的治疗。

　　❺拇指指尖放在公孙穴上，剩下的四指放在足背，拇指用较重力对该穴进行切按，每隔20秒放松35秒，反复切按2～3分钟，最好是局部出现明显酸胀感。该法适用于胃部疼痛的治疗。

　　❻食指指端对太冲穴进行点冲按压，用力渐渐加大，每分钟按压约200次，持续1～2分钟，局部出现明显胀痛最好。该法适用于治疗胃、十二指肠溃疡伴有的呕吐酸水者。

指压方法2

▶ 对症穴位

　　足三里穴、梁丘穴、公孙穴、肝俞穴、脾俞穴、胃俞穴。

❶掌面与脘腹部紧贴，按照顺时针方向轻柔按摩5分钟，以有温热感为好。

❷用拇指螺纹面对足三里穴进行2～3分钟的按揉，直至有酸胀感。

❸用拇指螺纹面对梁丘穴进行1～2分钟的按揉，直至有酸胀感。用拇指指端对公孙穴按揉1～2分钟，直至感到酸胀。

❹患者俯卧。采用揉法沿背部两侧膀胱经从上到下往返治疗1～2分钟，着力以轻柔、渗透为宜。

❺用拇指螺纹面对肝俞穴按揉2～3分钟，以感到酸胀为宜。

❻用拇指螺纹面对脾俞穴进行2～3分钟的按揉，以感到酸胀为宜。

❼用拇指螺纹面对胃俞穴进行2～3分钟的按揉，以感到酸胀为宜。

❽对背部两侧膀胱经进行直擦，对肝俞穴、脾俞穴、胃俞穴进行横擦，用小鱼际擦法对背部两侧膀胱经进行直擦，以透热为宜。用掌擦法对肝俞穴、脾俞穴、胃俞穴进行1～2分钟的横擦，以有温热感为宜。

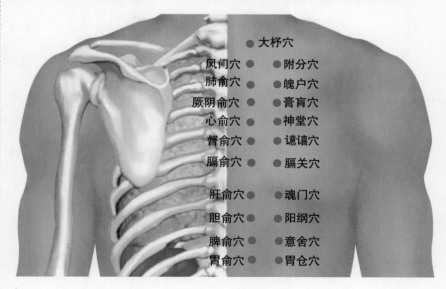

大杼穴

风门穴 ● ● 附分穴
肺俞穴 ● ● 魄户穴
厥阴俞穴 ● ● 膏肓穴
心俞穴 ● ● 神堂穴
督俞穴 ● ● 譩譆穴
膈俞穴 ● ● 膈关穴

肝俞穴 ● ● 魂门穴
胆俞穴 ● ● 阳纲穴
脾俞穴 ● ● 意舍穴
胃俞穴 ● ● 胃仓穴

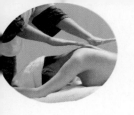

肺炎

　　肺炎常因外感风邪、劳倦过度，导致肺失宣降、痰热郁阻而发病。临床表现的特点为：起病急、寒战、高热、咳嗽、咳痰、胸痛、气急、呼吸困难、发绀、恶心、呕吐、食欲下降等。

症状

　　咳嗽气急，或喉中有痰声，痰多、质黏厚或稠黄，较难咳出，咳时胸痛，发热，口干欲饮水，面红，舌红，苔黄腻，脉滑数。

指压方法

➤ 对症穴位

　　肩井穴、定喘穴、大椎穴、足三里穴、丰隆穴、涌泉穴、肺俞穴、脾俞穴、大肠俞穴。

指压手法

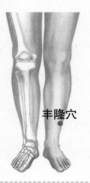

丰隆穴

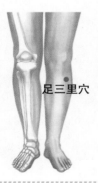

足三里穴

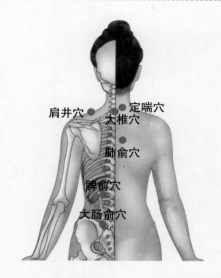
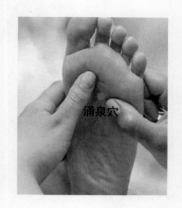

肩井穴　　定喘穴
　　　　大椎穴
　　　　肺俞穴
　脾俞穴
大肠俞穴

涌泉穴

　　患者取仰卧位，术者按压患者肩井穴、定喘穴、大椎穴和上背部，约1分钟，以使患者有酸胀感为度；按压足三里穴、丰隆穴、涌泉穴，以使患者有热辣感为佳。患者取俯卧位，术者指压患者背部膀胱经，重点在肺俞穴、脾俞穴、大肠俞穴操作，以患者有酸胀感为度，再以掌根按揉膀胱经的上述穴位，操作5分钟。

● 温馨提示

　　❶ 发热期间饮食宜清淡易消化，以流质、半流质为好，如粥类、藕粉、果汁、绿豆汤等，且多饮水，保持二便通畅。恢复期间退热后可进食润肺生津食物和肉汤类，如牛奶、鱼汤、瘦肉汤、丝瓜、荸荠、银耳、沙参、玉竹、山药、扁豆、蜂蜜等。

　　❷ 禁食温热食物及油腻、肥厚、辛辣之物，以免助热生痰。此外，过甜过咸之食物助湿生痰，酸味收敛，使痰不易咯出，均不宜食用。

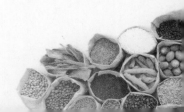

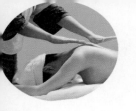

健忘

长时间用脑，不注意休息，可引起头昏脑涨、反应迟钝、思维能力下降。随着年龄的增长，脑力逐渐减退，出现记忆力差、健忘等症状。进入老年，脑力减退导致的健忘更明显。

症状

主要表现为健忘、记忆力下降、注意力不集中、患者对新鲜的事物或者已经记住的事物不能准确地回忆等，严重者可出现抑郁、焦虑、失眠等并发症。

指压方法

▶ 对症穴位

太阳穴、风池穴、肩井穴、肾俞穴、腰阳关穴、命门穴、足三里穴、三阴交穴。

指压手法

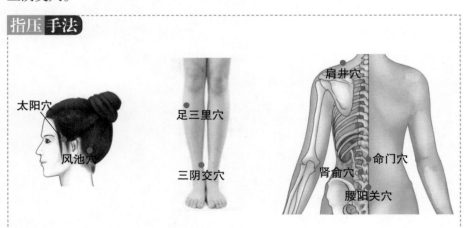

患者俯卧位，术者按揉患者颞部（太阳穴）、视神经交叉点（风池穴）、颈项（肩井穴），具有祛风通络、宁神开窍的作用。按揉脊柱（督脉），按揉夹脊（膀胱经线），重点按揉腰骶部（肾俞穴、命门穴、腰阳关穴），具有增强机体免疫力、防衰老的作用。按揉足三里穴、三阴交穴也可减缓脑疲劳。

眩晕

眩晕是目眩、头晕的意思，如坐车船，感觉自身或周围物体旋转不定，两种症状常同时出现，所以统称为眩晕。症状比较轻的闭上眼睛就可以止住，症状重的可以伴有恶心、呕吐、汗出，甚至昏倒等。

本病在现代医学中，包括内耳性眩晕、脑动脉硬化、高血压、颈椎病、贫血、神经衰弱、脑震荡后遗症以及某些脑部疾患等。中医认为眩晕发生的原因有肝阳上亢、痰浊中阻、肾精不足、气血亏虚、瘀血内阻，而以肝阳上亢、气血亏虚多见。

一、肝阳上亢

症状

眩晕耳鸣，头痛且胀，每因劳累或恼怒而头晕，头痛增剧，面色潮红，急躁易怒，少寐多梦，口苦，舌红，苔薄黄，脉弦。

指压方法

▶ 对症穴位

心俞穴、肝俞穴、肾俞穴、命门穴、曲池穴、三阴交穴。

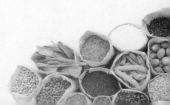

指压 手法

患者取俯卧位，术者取站立位或弓步沉肩，肘关节微屈，腕部略背伸，以全掌着力，按放于治疗部位，以肩关节发力，通过肘关节屈伸带动前臂、腕，使全掌在治疗部位，即患者心俞穴、肝俞穴、肾俞穴、命门穴等穴位做按压，每穴按约1分钟。加力时，可以用其中一手掌根部重叠按于另一掌背上协同用力。用拇指与食、中二指将患者曲池穴部位夹持、提起，并同时揉捏，动作要轻柔，按揉三阴交穴，每穴约按1分钟。

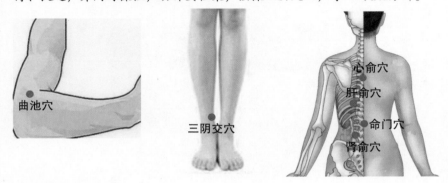

曲池穴　　三阴交穴　　心俞穴　肝俞穴　命门穴　肾俞穴

二、痰浊中阻

症状

眩晕，头痛，胸脘痞闷，泛泛欲呕，少食多寐，舌苔白腻，脉濡滑。

指压方法

▶ 对症穴位

中府穴、云门穴、足三里穴、丰隆穴、脾俞穴、胃俞穴。

指压 手法

术者指压患者中府、云门、足三里、丰隆、脾俞、胃俞六穴，并用掌根着力于受术穴区，先轻渐重、由浅入深地向下按压，同时做或左或右的小幅度回旋揉动，并带动受术皮肤一起环转，使之产生内摩擦，待得气后，稍作停留再继续按揉3～10秒，再逐渐边按揉边由深层返回至浅层，反复操作5～19分钟。

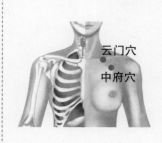
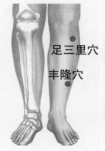
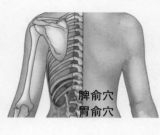

云门穴
中府穴
足三里穴
丰隆穴
脾俞穴
胃俞穴

三、肾精不足

症状

　　眩晕，神疲健忘，腰膝酸软，遗精耳鸣，失眠多梦；或四肢不温，舌质淡，脉沉细；或烦热，舌质红，脉弦细。

指压方法

▶ 对症穴位

　　肾俞穴、命门穴、大肠俞穴、承山穴。（承山穴请参照本书或本丛书其他图片。）

指压 手法

　　点按肾俞穴、命门穴，术者两手张掌，四指放在患者两腰处，两手拇指伸直，分别置于患者左右两侧肾俞穴，力量集中于指端，同时着力，并略向上斜点，连续对点3次。再以相同的操作方法施术于患者双侧命门穴。按揉大肠俞穴、承山穴，术者用掌根着力于受术穴区，先轻后重、由浅入深地向下按压，同时做或或右的小幅度回旋揉动，并带动受术皮肤一起环转，使之产生内摩擦，待得气后，稍作停留再继续按揉3～10秒，再逐渐边按揉边由深层返回至浅层，反复操作5～19分钟。

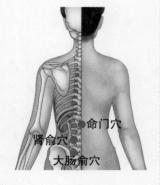

命门穴
肾俞穴
大肠俞穴

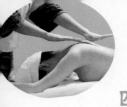

四、气血亏虚

　　头晕眼花，动则加剧，面色苍白，唇甲不华，心悸失眠，神疲懒言，饮食减少，舌质淡，脉细弱。

指压方法

▶ 对症穴位

中脘穴、血海穴、足三里穴、心俞穴、脾俞穴、胃俞穴。

指压 手法

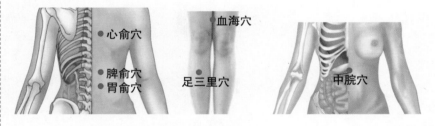

心俞穴　脾俞穴　胃俞穴　血海穴　足三里穴　中脘穴

　　推揉中脘穴，按摩腹部。操作者沉肩，肘关节微屈，腕部略背伸，以全掌着力，按放于治疗部位，以肩关节发力，通过肘关节屈伸带动前臂、腕，使全掌在治疗部位，即中脘穴做单方向直线擦拭。操作者用手掌面着力于患者腹部，通过肩关节在前外方向的小幅度环转，使着力面在治疗部位做有节奏的环形平移摩擦。按揉患者血海穴、足三里穴、心俞穴、脾俞穴、胃俞穴。张掌，拇指按放在脾俞穴，做揉按活动，每穴约按1分钟。双手拇指放在胃俞穴，用指端做按揉活动3～5分钟。

五、瘀血内阻

眩晕，头痛，或兼见健忘，失眠，心悸，精神不振，面或唇色紫暗，舌有紫斑或瘀点，脉弦涩或细弦。

指压方法

▶ 对症穴位

中脘穴、章门穴、期门穴、云门穴、承山穴。（章门穴、承山穴请参照本书或本丛书其他图片。）

指压 手法

揉中脘穴、章门穴、期门穴、云门穴。患者取仰卧位，操作者取站立位或坐位，沉肩、垂肘，以中指端、拇指端或者掌根按压在治疗部位，在肩、肘、前臂与腕关节的协同下，做小幅度的环旋转动，并带动施术处的皮肤一起环转，使之与内层的组织之间产生轻柔缓和的内摩擦。患者膝关节屈曲，术者捏揉患者的承山穴。术者将拇指及其余四指指腹分别放在患者承山穴两旁的肌肉处，边按边揉，用力要轻柔缓和，操作5～8遍。

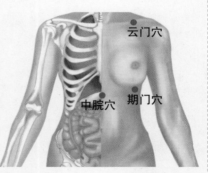

云门穴
中脘穴　期门穴

● 温馨提示

❶ 头部指压治疗，固定患者头部，不要使头部晃动，防止头晕加重。

❷ 患者应该注意劳逸结合，并且要保证足够的睡眠时间。

❸ 保持心情舒畅、乐观，防止七情内伤。

❹ 肾精不足者要节制房事，切忌纵欲过度。

❺ 痰浊中阻者，忌食肥甘厚味之物。

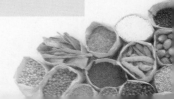

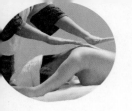

嗜睡

嗜睡最明显的症状就是白天睡意过多，在现代医学中经常把它叫作自主神经功能紊乱，中医认为大多是因为肾阳虚导致。

症状

神疲欲卧，蒙眬迷糊，闭目即睡，而且还会出现记忆中断或者记忆力下降的现象。通常还兼有心虚或脾虚症状。

指压方法

▶ 对症穴位

头维穴、额中穴、天柱穴、百会穴、四神聪穴。

指压 手法

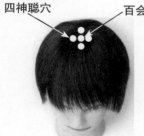
四神聪穴　　百会穴

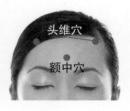
头维穴
额中穴

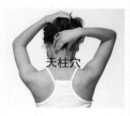
天柱穴

选择叩法。先从百会穴→四神聪穴→头维穴→额中穴，再从额中穴→天柱穴，用四指进行叩击（强叩），每个穴位叩击30～40下，每日治疗1次。

癔症

癔症是一种比较常见的精神障碍，又被叫作歇斯底里。它是一种由内心冲突、情绪激动、重大生活事件、暗示或自我暗示等精神因素作用于易病个体而引起的精神障碍。它没有相应的器质性损害，而是主要表现为各种躯体的症状，意识范围变小、精神暴发或者选择性遗忘等精神症状，在中医中属于"郁证"和"脏躁"的范围。癔症在青年人群中多发，尤以女性多见，大多是因为怒气伤肝或情志不遂引起的。

症状

癔症大多是突然发作的，可以持续数小时乃至数天，在发作完后如常人。经常见到的症状是胡言乱语，哭笑无常，手舞足蹈；或者闷闷不乐，情志抑郁，表情淡漠，恐惧多疑；或者感觉喉间有异物，有的时候感觉像是癫痫发作；在发作的时候患者会咬人、喊叫、撕破衣物和有感觉障碍等。

指压方法1

▶ 对症穴位

水沟穴、巨阙穴、灵道穴、合谷穴。

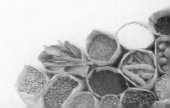

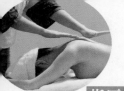

指压 手法

　　选择切法和扣法。先用指尖切水沟穴，然后切巨阙穴，最后用双手拇指对双侧灵道穴、合谷穴进行强切或强压。每穴治疗1.5～3分钟。每日治疗1次或者每隔1日治疗1次。

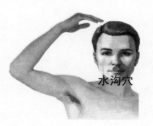

水沟穴

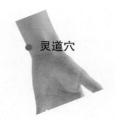

灵道穴

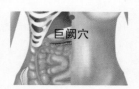

巨阙穴

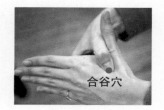

合谷穴

指压方法2

▶ **对症主穴**

　　水沟穴、合谷穴。

▶ **对症配穴**

　　神门穴，或配大陵穴、内关穴。

指压 手法

　　选择切法和扣法。每次取主穴或者加配穴。强切或强压已取穴位，每穴治疗1.5～3分钟，直到缓解方可停止。每日治疗1次。

指压方法3

▶ **对症主穴**

分两组穴，一组为肺俞穴、心俞穴、三焦俞穴、次髎穴、中脘穴、关元穴、三阴交穴；二组为膻中穴、中脘穴、气海穴、合谷穴。（三阴交穴、合谷穴请参照本书或本丛书其他图片。）

▶ **对症配穴**

水沟穴。

指压 手法

选择叩法，通常取第一组穴；在癫痫样发作的时候取第二组穴。用4指对所选穴位进行叩击，每穴叩击30～40次，频率为每分钟100～120次，需注意要对合谷穴和水沟穴用切法。第一组穴选择轻中叩击，第二组穴选择重叩击，每日叩击1次。在叩击完后，要温灸关元穴。这种方法适用于癔症发作的时候。

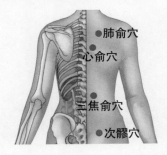

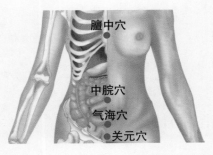

● **温馨提示**

遇到癔症发作时，保持镇定的情绪，护理好患者及保持周围环境的安静是首要的。心理护理是主要的护理措施之一。其中，尤为重要的是要掌握和能很好地应用各种有关的暗示方法和技巧协助医生帮助患者。采用支持心理治疗方法，调动患者的积极性，激发其对生活的热情，坚定患者战胜疾病的信心。

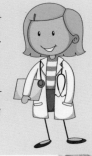

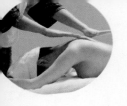

慢性胃炎

慢性胃炎可由急性胃炎转变而来，也可因不良饮食习惯，长期服用对胃有刺激的药物，口、鼻、咽、幽门部位的感染病灶及自身的免疫性疾病等原因而导致。其临床表现为慢性反复性的上腹部疼痛、胃口差、消化不良、胃酸过多、饱胀感、嗳气等。临床常见胃气壅滞与脾胃虚寒两型。

一、胃气壅滞

症状

胃脘胀痛，进食后加重，嗳气，有酸腐气味，或有明显伤食病史，或有感受外邪病史，或有怕冷、怕热、肢体困重等感觉，舌红，苔薄白或厚，脉滑。

指压方法

▶ 对症穴位

中脘穴、建里穴、天枢穴、足三里穴、肝俞穴、脾俞穴、胃俞穴、三焦俞穴。（肝俞穴、脾俞穴、胃俞穴、三焦俞穴请参照本书或本丛书其他图片。）

指压 手法

❶患者取仰卧位，术者于患者右侧按揉患者中脘穴、建里穴、天枢穴等穴位，继之用一指禅推法结合按揉法在足三里穴操作，时间共约10分钟。

❷患者取俯卧位，术者用较重的力度点按患者的肝俞、脾俞、胃俞、三焦俞四穴，时间约2分钟。先用擦法在背腰部操作，以透热为度，再沿顺时针方向按摩腹部，重点在中脘穴、天枢穴，时间约5分钟。

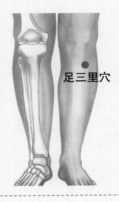

足三里穴

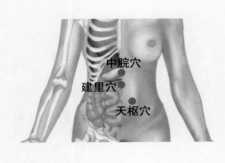

中脘穴
建里穴
天枢穴

二、脾胃虚寒

症状

胃脘隐痛，遇寒冷或饥饿疼痛加剧，得温暖或进食后则缓解，喜温暖，喜按揉，伴有面色差，神疲，四肢乏力、不温，食少便稀薄，或吐清水，舌淡，苔白，脉虚弱。

指压方法

▶ **对症穴位**

中脘穴、建里穴、天枢穴、足三里穴、肝俞穴、脾俞穴、胃俞穴、气海穴、关元穴、天突穴、章门穴、期门穴、肾俞穴、命门穴。（足三里穴、肝俞穴、脾俞穴、胃俞穴、肾俞穴、命门穴请参照本书或本丛书其他图片。）

指压 手法

患者取仰卧位，术者于患者右侧按揉中脘穴、建里穴、天枢穴等穴位，继之用一指禅推法结合按揉法在足三里穴操作，时间约10分钟。用柔和的一指禅推法结合揉法，自天突穴向下至中脘穴治疗，重点在气海穴、关元穴，在气海穴治疗的时间可以适当延长，然后轻轻地按揉两侧章门穴、期门穴，时间约3分钟；用较重的手法按揉背部的肝俞穴、脾俞穴、胃俞穴；直擦背部督脉，横擦左侧背部及腰背部，按揉肾俞穴、命门穴，以透热为度。

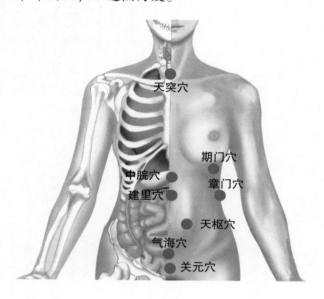

天突穴

期门穴

中脘穴
建里穴

章门穴

天枢穴

气海穴

关元穴

● 温馨提示

　　应多吃含有蛋白质、容易消化的食物，为了补充维生素，可以吃一些含粗纤维的新鲜蔬菜，并要切成细丝或薄片，煮烂，使之容易吸收。也可以选吃新鲜水果，细嚼慢咽，每次的量不宜过多。要少食多餐，每天可以吃4～5次。

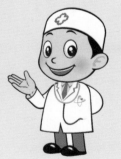

胃下垂

胃下垂即站立的时候胃的下缘达到盆腔，胃小弯角切迹低于髂嵴连线。本病大多是因为膈肌悬吊力不充足，肝胃韧带、膈胃韧带功能减退且松弛，腹内压下降以及腹肌松弛，兼之体质或者体形等因素，造成胃的形状为极低张的鱼钩状。

症状

轻度胃下垂的患者多无症状，中度以上患者常出现胃动力差以及消化不良的症状，尤以饭后明显且无法自行缓解。患者常以腹胀及上腹不适、恶心、呕吐为首发症状，可有低血压、心悸以及站立性昏厥等表现。胃下垂可伴发精神心理疾病、慢性胃炎及肝、肾等其他内脏器官下垂疾病。

指压方法1

▶ 对症穴位

中脘穴、气海穴、关元穴、足三里穴。（这些穴位请参照本书或本丛书其他图片。）

指压 手法

❶患者仰卧。术者站在一侧，一手中指端着力，对患者中脘穴、气海穴、关元穴进行点按，各1分钟左右。

❷患者仰卧，髋、膝屈曲。术者站在患者的右侧，右手掌尺侧着力，放在左侧下腹部胃下界处。伴随患者呼吸运动操作，呼气的时候缓

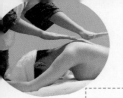

缓从外到内、向上推挤胃底到脐部，吸气的时候要放松，反复施术5分钟左右。施术时手法要从浅到深，用力要和缓深沉，不可过急过猛。

③患者仰卧。术者站在患者一侧，两手掌指交替着力，从上腹到肚脐再往下腹，进行环形揉动，逐渐扩到全腹，反复施术3分钟左右。

④患者仰卧。术者两手拇指端着力，分别在患者两侧膝关节下足三里穴各进行1分钟左右的按揉。

⑤患者俯卧，背脊裸露。术者两手半握拳，拇指伸直，食指与中指横抵在患者骶尾部，两手交替沿着督脉循行线往前推进，边捏边推，往上一直推到第七颈椎，这样反复进行3遍。每推捏3下，就要往后上方用力提一下，以此来加强对脏腑腧穴的刺激。

指压方法2

▶ 对症穴位

气海穴、关元穴、大横穴、天枢穴、脾俞穴、胃俞穴、大肠俞穴。

指压 手法

①患者仰卧，术者坐在右侧。术者先用右手拇指指腹往上对气海穴、关元穴、大横穴、天枢穴进行3~5分钟的按压。

②术者手掌根贴着患者左右侧下腹部向上按揉，反复施术3~5分钟。

③患者俯卧，术者站立。用双手捏脊法，从腰骶部开始向上捏脊3~5遍。捏脊的时候不可间断，在脾俞穴、胃俞穴、大肠俞穴等穴位要往上提。

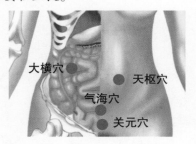

大横穴　天枢穴　气海穴　关元穴

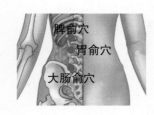

脾俞穴　胃俞穴　大肠俞穴

胃痉挛

胃痉挛是继发于其他疾病（如急、慢性胃炎，胃、十二指肠溃疡及胃神经官能症等）的一种症状，常因烟酒不节、妊娠等引起胃酸分泌过多，刺激胃黏膜，导致胃平滑肌发生阵发性强烈收缩所致。其临床表现为：突然发作，其痛如钻、如刺、如灼、如绞；疼痛常向左胸、左肩胛、背部放射，同时腹部肌肉发生痉挛；伴有恶心、呕吐、面色苍白、手足厥冷、冷汗，甚至休克。根据病情的轻重，数分钟或数小时后患者可因出现嗳气、欠伸、呕吐而缓解。其发作周期有一日数次或数日一次、数月一次。一般常见肝胃蕴热、寒邪内侵两型。

一、肝胃蕴热

症状

胃脘部灼热、疼痛，痛势急，伴有恶心、呕吐、反酸、口干、口苦、口渴，喜冷饮，烦躁易怒，舌红，苔黄，脉弦数。

指压方法

▶ 对症穴位

中脘穴、内关穴、天枢穴、气海穴、脾俞穴、胃俞穴。

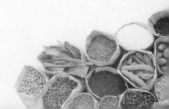

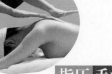

指压 手法

　　患者全身放松。术者在中脘穴双手掌根用力，做顺时针方向按摩，速度均匀，旋转回环，由轻到重，然后点揉内关穴，边点边揉1分钟，间断30秒，再重新点按。最后配合点天枢穴、气海穴、脾俞穴、胃俞穴等穴位。用一轻一重的手法原则治疗，在对患者治疗过程中还要用心理疗法减轻其心理负担，治疗完毕，要求患者喝200毫升温开水，治疗时间大约10分钟。

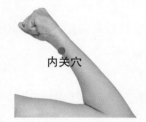

内关穴

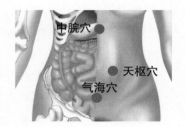

中脘穴
天枢穴
气海穴

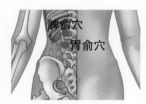

脾俞穴
胃俞穴

二、寒邪内侵

症状

　　胃脘部疼痛、满闷不适，遇寒时疼痛加重，得温敷、热饮可以缓解，伴有四肢不温，不思饮食，舌淡红，苔薄白，脉弦紧。

指压方法

▶ 对症穴位

　　大杼穴、肾俞穴、意舍穴、志室穴、胃俞穴、大肠俞穴、上脘穴、中脘穴、下脘穴、梁门穴、期门穴、章门穴、天枢穴、足三里穴。

指压 手法

　　患者取俯卧位，术者两手掌分别揉大杼穴至肾俞穴，拇指揉拨膀胱经一线，从上至下，重点在肝、脾、胃附近找敏感点反复揉压。拇指分别揉拨腰部两侧膀胱经二线，从意舍穴至志室穴，重点点按胃俞穴，以局部发热为度，肘尖分别点压两侧大肠俞穴1分钟左右。患者仰卧，术者立于侧面，用单掌顺时针揉中脘穴1分钟左右，拇指点按上、中、下脘三穴。双拇指点按梁门、期门、章门三穴。双拇指点按天枢穴，以下腹至大腿发热为度。拇指点揉两侧足三里穴约2分钟。

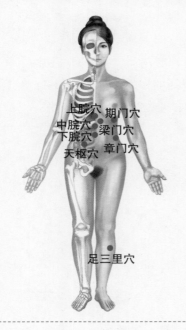

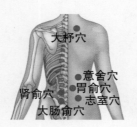

● 温馨提示

　　每次治疗结束，让患者喝一定量的白开水，以使胃受热后肌肉舒张，使食物向十二指肠移行，增加胃排空，减轻胃痉挛。

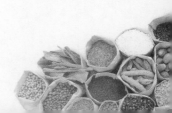

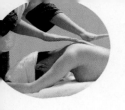
泄泻

泄泻是以排便次数增多，粪便稀薄，甚至泻出如水样的大便为主，多由脾胃运化功能失调、湿邪内盛所致。临床表现以腹痛、肠鸣、大便次数增多（一日数次或十多次），粪便稀薄如水为主要症状。根据发作时特点及伴随症状的不同，一般将其分为寒湿泄泻、湿热泄泻、食滞胃肠三型。由于篇幅关系，这里只介绍寒湿泄泻、湿热泄泻两种类型的穴位按压法，食滞胃肠类型比较常见，可自行查阅其他书籍。

一、寒湿泄泻

症状

泻下清稀，甚至如水样，伴有腹痛肠鸣、脘闷食少，或兼有恶寒发热、鼻塞头痛、肢体酸痛，舌淡红，苔薄白，脉浮。

指压方法

▶ 对症穴位

中脘穴、天枢穴、气海穴、关元穴、脾俞穴、胃俞穴、大肠俞穴、足三里穴。

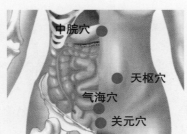

中脘穴

天枢穴
气海穴
关元穴

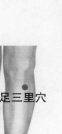

足三里穴

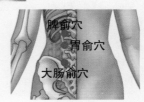

脾俞穴
胃俞穴
大肠俞穴

患者取仰卧位，术者沉着、缓慢地用一指禅推法由中脘穴开始缓慢向下移至气海穴、关元穴，往返操作5～6遍。用掌摩法逆时针按摩腹部，时间大约8分钟。患者取俯卧位，术者沿脊柱两旁从脾俞穴到大肠俞穴按揉治疗，每穴约按1分钟，再轻揉足三里穴约2分钟。

二、湿热泄泻

症状

腹痛即泻，泻下急迫，势如水注，或泻后不爽，粪色黄褐而臭，伴有烦热口渴，小便短赤，肛门灼热，舌红，苔黄腻，脉滑数或濡数。

指压方法

▶ 对症穴位

大肠俞穴、长强穴、脾俞穴、胃俞穴、天枢穴。

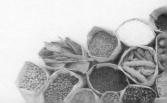

指压 手法

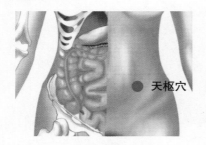

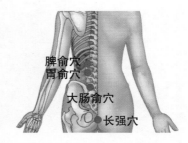

脾俞穴
胃俞穴

天枢穴

大肠俞穴

长强穴

患者取仰卧位，术者用按揉法沿脊柱两旁的膀胱经从脾俞穴到大肠俞穴治疗，点按以上诸穴，每穴约操作1分钟，以有酸胀感为度。在胃肠部按摩约2分钟，以逆时针方向进行。

● 温馨提示

❶急性泄泻应到肠道隔离门诊就诊，进行大便常规检查，在排除肠道传染病的情况下，才能做指压治疗。

❷指压治疗的同时，应注意饮食，避免生冷，禁食荤腥油腻之物。

❸对胃肠神经官能症患者，尤其需要注意掌握心理状态，因势利导。

呕吐

呕吐是指胃失和降，气逆于上，胃内容物经食管、口腔吐出的一种病症。有物有声为呕，有物无声为吐，无物有声为干呕，但呕与吐常同时发生，很难截然分开，故并称为呕吐。常见的发病原因是饮食不加注意所引起的，其对应发病类型为饮食停滞型。

呕吐酸腐物，脘腹胀满，嗳气厌食，得食则呕吐加重，吐后反缓解，伴有大便气味臭秽，舌淡红，苔厚腻，脉滑实。

指压方法

➡ **对症穴位**

足三里穴、丰隆穴、解溪穴、中脘穴、天枢穴、神阙穴、脾俞穴、胃俞穴。

指压 手法

患者取屈膝仰卧位。术者用轻快的一指禅推法沿腹部任脉从上而下往返治疗，重点在中脘穴，时间约5分钟；用掌摩法在上腹部做顺时针方向按摩，时间约3分钟；点按中脘穴、天枢穴、神阙穴，每穴2～3分钟。术者用指揉法在脾俞穴、胃俞穴治疗，以有酸胀感为度。术者用按揉法在足三里穴、丰隆穴、解溪穴等穴位操作3～5分钟。

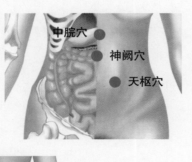

中脘穴
神阙穴
天枢穴

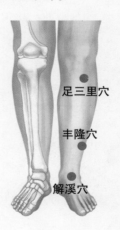

足三里穴
丰隆穴
解溪穴

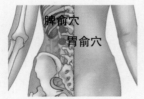

脾俞穴
胃俞穴

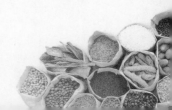

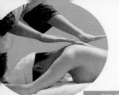

● 温馨提示

❶ 呕吐为消化系统的常见症状，轻者仅是胃肠黏膜自我保护的一种生理功能，重者可为某些凶险病症的预兆，如脑血管疾病、恶性肿瘤等。

❷ 患者应注意少食多餐，忌食生冷不干净的食物，饮食以清淡易于消化为主，对于急腹症、消化道出血及脑水肿引起的呕吐，应迅速就医，以防耽误病情。

便秘

便秘，为一种大便秘结不通，排便时间延长，或者有便意但艰涩不畅的病症，在临床上比较常见。

便秘多数是由缺乏排便动力，或者津液枯燥引起的，如年老体弱，气血双虚，肾阳虚衰，津液不足；或情志不畅，忧愁思虑，日久伤脾；或经常食用辛辣厚味，胃肠积热；或水分缺乏，饮食过少，食物中纤维素不足；或妊娠多次，过于肥胖，分娩后没有定时排便的习惯等，也可以继发于其他疾病。

症状

大便秘结不通（2天以上排1次便），时发时止，或是干燥坚硬，状似羊屎。可能同时出现腹痛、腹胀等症。中医通常将其分为寒秘、热秘、血秘、气秘。前两种大多是实证，后两种大多是虚证。

指压方法1

▶ 对症穴位

天枢穴。

指压 手法

选择两侧天枢穴，平揉、压按每穴各100遍。对于便秘时间不长的患者，按1～2次可能通便。习惯性和老年性便秘的患者按5～6次可能通便。

指压方法2

▶ 对症穴位

分两组穴，一组为中脘穴、天枢穴、大横穴、关元穴；二组为肝俞穴、脾俞穴、胃俞穴、肾俞穴、大肠俞穴、八髎穴、长强穴。（这些穴位请参照本书或本丛书其他图片。）

指压 手法

第一组穴（腹部）采用扪法和一指禅推法，每穴按1分钟左右。第二组穴（背部）采用指揉法、一指禅推法，沿脊柱两侧从肝俞穴、脾俞穴至八髎穴往返按5分钟，然后对肾俞穴、大肠俞穴、八髎穴、长强穴进行点揉。每天1次。

● 温馨提示

预防便秘，要形成良好的排便习惯，每天定时进行排便，形成条件反射，养成良好的排便规律。想要排便的时候不要忽视，要及时排便。排便的环境与姿势尽可能要方便，以免对便意造成抑制、破坏排便习惯。

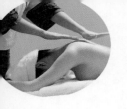

特发性面神经麻痹

特发性面神经麻痹别称贝尔麻痹、面神经炎，即人们常说的面瘫、掉线风、歪嘴巴，为一种以面部表情肌群运动功能障碍为主要特征的常见病症。造成特发性面神经麻痹的原因有许多，目前认为主要与嗜神经病毒感染有关。

症状

口眼歪斜为其常见的症状。本病为一种常见病、多发病，且没有年龄限制。一般情况下，抬眉、闭眼、鼓嘴等最基本的动作，患者甚至都不能完成。

指压方法

▶▶ 对症穴位

颊车穴、地仓穴、合谷穴、牵正穴。

指压 手法

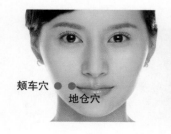

颊车穴　地仓穴

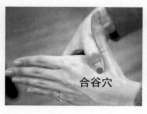

合谷穴

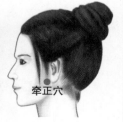

牵正穴

① 对双侧颊车穴揉压1.5~3分钟。

② 对双侧地仓穴揉压1.5~3分钟。

③ 对双侧合谷穴掐压3~5分钟。

④ 对双侧牵正穴掐压3~5分钟。

每日治疗1次。

● 温馨提示

① 特发性面神经麻痹通常经过1~2个疗程的穴位指压治疗，大部分患者可见到有所好转。起病初期可以用针灸加以配合。

② 发病开始时由于眼睑难以完全闭合，灰尘容易侵入，在医生指导下每天点眼药水2~3次，避免受到感染。

③ 可以戴眼罩、口罩加以防护。

④ 中医认为特发性面神经麻痹主要是因为抵抗力下降、虚邪贼风侵袭、经络不通所致，故要加强体育锻炼，避免熬夜。

偏瘫

偏瘫（脑中风后遗症）是指急性脑血管疾病患者治疗后脱离生命危险，但留下肢体功能障碍的病症。其表现为意识清醒，但上肢和下肢运动不能协调，口齿不清，吞咽不利，关节强直，半身不遂，口眼歪斜，口角流涎，手足麻木等。

症状

半身不遂，肢体强直，口眼歪斜，言语不利，伴有眩晕，头胀痛，面红目赤，心烦易怒，口苦咽干，便秘尿黄；或伴有腹胀、便秘，头晕目眩，口黏痰多，午后面红、烦热等，舌红，苔黄厚或腻，脉弦滑有力。

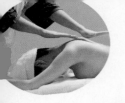

指压方法

▶ 对症穴位

　　肩髃穴、曲池穴、手三里穴、八髎穴、环跳穴、承扶穴、殷门穴、委中穴、承山穴、髀关穴、伏兔穴、风市穴、梁丘穴、血海穴、膝眼穴、足三里穴、三阴交穴。（除曲池穴、手三里穴、梁丘穴、膝眼穴、足三里穴、三阴交穴，其他穴位请参照本书或本丛书其他图片。）

指压 手法

　　患者侧卧位，术者立于患侧，先拿揉肩关节前后侧，继之捺披肩关节周围，再移至上肢，依次捺上肢的后侧、外侧与前侧（从肩到腕上），往返2~3遍；然后按揉肩髃、曲池、手三里等上肢诸穴，每穴约1分钟；轻摇肩关节、肘关节及腕关节，按揉全上肢5遍；最后搓、抖上肢，捻五指。患者取俯卧位，术者立于患侧，先推督脉与膀胱经至骶尾部2~3遍，继之施按揉法于膀胱经夹脊穴及八髎穴、环跳穴、承扶穴、殷门穴、委中穴、承山穴等穴位，每穴约1分钟；轻快拍打腰骶部及背部2分钟；按揉背部、腰骶部及下肢后侧，拿捏风池穴、按肩井穴，每穴约1分钟。患者仰卧，术者立于患侧，先在患肢外侧、前侧、内侧往返2~3遍，然后按揉髀关穴、风市穴、伏兔穴、血海穴、梁丘穴、膝眼穴、足三里穴、三阴交穴等穴位，每穴约1分钟；轻摇髋、膝、踝等关节；拿捏大腿、小腿肌肉5遍；最后搓下肢，捻五指。

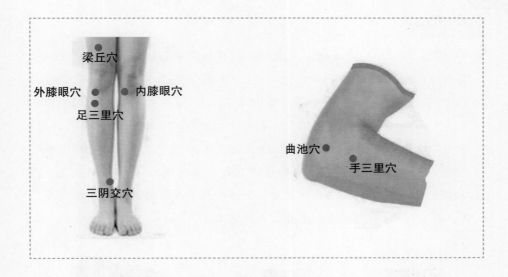

梁丘穴
外膝眼穴　内膝眼穴
足三里穴
三阴交穴
曲池穴　手三里穴

面痛

面痛主要是指三叉神经分支分布范围内反复出现阵发性、短暂的闪电样、刀割样、火灼样疼痛，无感觉缺失等神经功能障碍，检查无异常的一种病症。

症状

疼痛呈阵发性抽动样痛，痛势剧烈，遇冷加重，得热则舒，舌淡红，苔薄白，脉浮紧。

指压方法

▶ 对症穴位

太阳穴、头维穴、上关穴、下关穴、翳风穴、颊车穴、听宫穴、听会穴、耳门穴、颧髎穴、睛明穴、四白穴、外关穴、合谷穴。

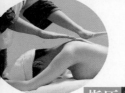

指压 手法

患者取仰卧位或坐位。术者以一指禅推法从太阳穴推至头维穴，从太阳穴到上关穴和下关穴，往返6～8遍。以一指禅推法沿眼眶做"8"字形操作，往返5～6遍。按揉翳风穴、颊车穴、下关穴、听宫穴、听会穴、耳门穴、太阳穴、颧髎穴、睛明穴、四白穴，每穴1分钟。用扫散法在颞部胆经循行路线自前上方向后下方操作，两侧交替进行，各做30次左右。用大鱼际揉法在颜面部应用约3分钟。用点法、指揉法在触发点上施用1分钟左右，刺激要强。按揉外关穴，拿捏合谷穴，每穴约1分钟，用力以患者感到酸胀为度。

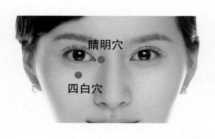

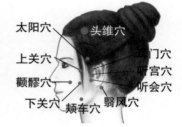

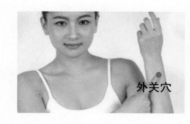

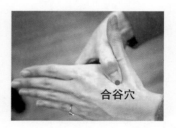

●温馨提示

❶嘱患者慎起居，避风寒，以防御外邪侵袭；适当参加锻炼，以增强体质，避免吃辛辣等刺激性食物。

❷调节情志，避免不良情绪的刺激。

胁肋痛

胁肋痛是指以一侧或两侧胁肋部疼痛为主要表现的病症。胁肋部位于胸壁两侧由腋部以下至第十二肋骨之间。急慢性肝炎、胆囊炎、肋间神经痛等，凡以胁肋痛为主要表现的，均可以参考本病辨证论治。根据病因及发作时特点的不同一般将其分为肝气郁结、瘀血阻络两型。

一、肝气郁结

症状

胁肋部胀痛，疼痛位置不固定，疼痛每因情志喜怒而增减，伴有胸闷，饮食减少，嗳气频繁发作，喜欢叹气，舌淡红，苔薄白，脉弦。

指压方法

▶ 对症穴位

膈俞穴、肝俞穴、胆俞穴、章门穴、期门穴、气海俞穴、关元俞穴。

指压 手法

患者取坐位或仰卧位，术者用点法或按法在患者背部膈俞穴、肝俞穴、胆俞穴及压痛点处施术，每穴约3分钟。用擦法在背部膀胱经施术，以透热为度。用指按揉患者章门穴、期门穴，每穴约1分钟。用擦法施于患者两侧胁肋部，以透热为度。搓两胁，约1分钟。指压气海俞穴、关元俞穴，每穴约2分钟。

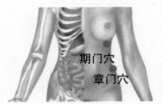

期门穴
章门穴

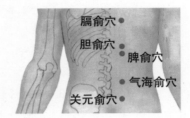

膈俞穴
胆俞穴
脾俞穴
气海俞穴
关元俞穴

二、瘀血阻络

症状

胁肋刺痛，痛有固定部位而怕按，夜间疼痛加重，伴面色晦暗，或胁肋下可触摸到结块，舌紫暗，可见瘀点，苔白，脉沉弦。

指压方法

▶ 对症穴位

章门穴、期门穴、太冲穴、行间穴、膈俞穴、肝俞穴、胆俞穴。（除太冲穴、行间穴，其他穴位请参照本书或本丛书其他图片。）

指压手法

术者用指按揉患者章门穴、期门穴，每穴约1分钟。用点法或按法在太冲穴、行间穴位治疗，每穴约1分钟。掌摩胁肋部，约3分钟。指摩右上腹及剑突下，约2分钟。术者用点按法在患者背部膈俞穴、肝俞穴、胆俞穴及压痛点的位置施术，每穴约3分钟，刺激要强。用一指禅推法

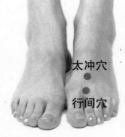

太冲穴
行间穴

在患者背部膀胱经处施术，约3分钟，以患者感觉有酸胀舒适感为度。

三叉神经痛

三叉神经为支配颌面部的感觉以及运动功能的一种主要脑神经。三叉神经痛即发生在三叉神经分布区域中的阵发性电击样剧烈疼痛，持续数秒或是数分钟，间歇期没有症状。病程为周期性发作，疼痛除了自发之外，还可以由刺激扳机点造成。

症状

发作时，常常突然停止说话、进食等活动，疼痛侧面部可呈现出痉挛，即"痛性痉挛"，皱眉、咬牙、张口、掩目，或用手掌用力揉搓颜面致使局部皮肤粗糙、增厚、眉毛脱落、结膜充血、流泪及流涎。表情呈精神紧张、焦虑状态。

指压方法

▶ 对症穴位

神庭穴、攒竹穴、百会穴、风池穴、印堂穴、太阳穴、迎香穴、阳白穴、地仓穴、本神穴、完骨穴。

指压 手法

❶用拇指对印堂穴、攒竹穴、神庭穴、太阳穴、百会穴等穴位进行按压，用力要注意均匀。

❷用双手拇指按揉，按压上、下眼眶及其周围3～5分钟。

❸用拇指压眶上孔处，食指压鼻翼外侧眶下孔处，中指揉压下颌正中的颏孔处。

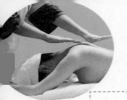

④对迎香穴、地仓穴进行揉按。用两手中指在两侧迎香穴、地仓穴一齐揉按各36次，顺时针、逆时针各18次。接着，用拇指指腹自迎香穴位按摩到地仓穴位，做36遍。

⑤用双手食指分别抵住风池穴，用力进行2分钟的揉按。

⑥双手掌心对应，摩擦发热后做洗脸动作30～50遍。

⑦用拇指自额前正中处往两侧分推数遍，再在两侧眉上的阳白穴向上经本神穴到完骨穴直推数遍，揉两侧风池穴。

⑧用拇指对太阳穴加以点按，以局部感到酸胀为佳，1分钟左右便可。

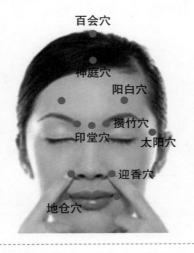

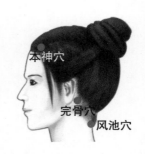

●温馨提示

本病的预防与调护要注意如下几个方面：第一，务必保持情志舒畅、心胸开阔，防止受到不良刺激；第二，务必加强锻炼，增强体质，饮食以清淡为宜，不要吸烟、饮酒和食用辛辣刺激食物，还要积极对牙髓、牙体、牙周以及根尖疾病进行治疗。

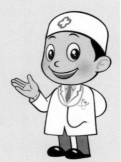

坐骨神经痛

坐骨神经痛以疼痛放射至一侧或双侧臀部、大腿后侧为特征，是由于坐骨神经根受压所致。疼痛可以是锐痛，也可以是钝痛；可以是间断的，也可以是持续的。通常只发生在身体一侧，可因咳嗽、打喷嚏、弯腰、举重物而加重。

症状

一侧或双侧臀部、大腿后侧疼痛，多伴有腰椎叩击痛，疼痛可因咳嗽、打喷嚏、弯腰等而加重，或伴有小腿外侧、足背皮肤感觉明显减弱。患者多有腰椎间盘突出症等病史。

指压方法

▶ 对症穴位

肾俞穴、十七椎穴、腰阳关穴、环跳穴、委中穴、阳陵泉穴、承山穴。（环跳穴、委中穴、阳陵泉穴、承山穴请参照本书或本丛书其他图片。）

指压 手法

按揉：患者俯卧位，术者用拇指或肘部点按肾俞穴、十七椎穴、腰阳关穴、环跳穴、委中穴、阳陵泉穴、承山穴等穴位，每穴半分钟。松筋：在患者患侧和健侧腰背部及下肢后侧使用㨰法，约10分钟；再由上向下在腰背部使用掌按法按3遍。在腰部掌按时，要加大力量，如果患者形体肥胖，可弹拨腰背部肌肉，用拳击法叩击臀部，并用拇指弹拨小

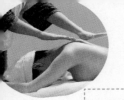

腿外侧。活动腰腿：患者取俯卧，术者一手抱住患者双大腿，一手按住腰部，两手向相反方向同时用力，反复3次。令患者仰卧，患侧下肢屈曲，术者一手扶膝，一手拿踝，进行摇晃，然后扶膝之手用力按压膝部，使其靠近胸部，这样反复3次，再伸直患肢，努力向上抬起。结束手法：患者仰卧，术者双手握住患者踝部，使用抖法。

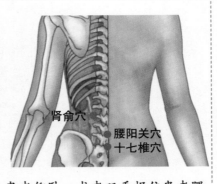

肾俞穴

腰阳关穴
十七椎穴

● 温馨提示

❶急性期应睡硬板床，注意保暖与休息，改善居室条件，保持环境通风与干燥。

❷尽量避免涉水、淋雨，勿出汗后吹风，里衣汗湿后应及时更换。

❸继发性坐骨神经痛应针对病因治疗。

❹适当进行体育锻炼，以增强体质。

胸痛

很多病因都会引起胸痛，因此要想确定胸痛的病因也不太容易。只有找到病因，才可以彻底祛除病症。正确地运用指压疗法，可以有效地减轻胸痛。

症状

胸痛经常是颈与胸廓下缘之间感到疼痛。

指压方法1

▶ 对症穴位

膻中穴。

指压 手法

　　用指压法对胸痛进行治疗，首选穴位就是膻中穴。具体做法是，用拇指的指腹按压膻中穴，一边按一边揉，按揉时间为1～2分钟。在对这个穴位进行指压的同时，可以用手掌推摩胸肋部，以逆时针方向旋转，推摩2分钟即可。

　　有些患者的胸痛会牵扯到后背疼痛。在这种情况下，可以对患者的背部进行叩击。具体方法

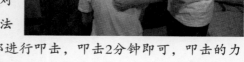

是：两手自然握拳，交替对背部进行叩击，叩击2分钟即可，叩击的力度以使患者背部放松、感到舒适为度。

指压方法2

▶ 对症穴位

郄门穴、间使穴、内关穴、大陵穴。

指压 手法

　　除了膻中穴，臂部还有很多穴位对治疗胸痛非常有效。

　　在臂部，郄门、间使、内关、大陵4个穴位对治疗胸痛非常有效。这4个穴位都位于手厥阴心包经的循行路线上。对这条经络所属的穴位进行按压，可以很好地治疗胸肋痛、肋间神经痛、上肢内侧疼痛以及腋下肿痛等病症。具体方法是：用双手

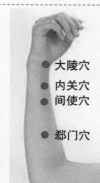

● 大陵穴
● 内关穴
● 间使穴

● 郄门穴

拇指的指尖或指腹交替按揉上述4个穴位，按揉时间为2～3分钟，力度应由轻至重，直到局部有酸胀感为止。从郄门穴推揉到大陵穴，然后再从大陵穴推揉到郄门穴，以此反复数次。

头痛

头痛就是颅脑部的疼痛，是一种经常见到的症状，在神经系统原发病的早期或者中晚期都会出现头痛的症状，例如，有脑出血的患者大多很早就会感到剧烈的头痛，有脑肿瘤的患者大多会有头痛的症状；全颈部疾病、背部疾病和肩部疾病也可能引发头痛的症状；头痛也可能是全身疾病在头部的表现形式，例如，严重的细菌性感染会引发头痛。因为许多原因都会引发头痛，所以在临床上对头痛的分类是非常复杂的。

症状

和其他的疼痛一样，头痛不仅会有躯体的感觉，还会伴随着情绪反应。痛觉的神经末梢在颅内各种组织结构中的分布有很大的差异，所以即使是同样的刺激，不同组织的敏感性也会有所不同，再加上每个人的耐受性不同，所以对疼痛的反应也会存在很大的差别。如果头痛是由疲劳、紧张、饮酒等原因造成的，在休息后就可以自然缓解。

用穴位指压治疗方法来减轻偏头痛、高血压性头痛、感冒头痛以及一些原因不明的头痛会有很好的疗效。

指压方法

▶ **对症穴位**

攒竹穴、睛明穴、率谷穴、百会穴、天柱穴、风池穴、合谷穴、肩井穴、行间穴、印堂穴。（率谷穴、天柱穴、风池穴、合谷穴、肩井穴请参照本书或本丛书其他图片。）

指压 手法

❶ 用两只手的拇指的螺纹面分推攒竹穴到两侧的太阳穴，连续推30遍。

❷ 以率谷穴为中心扫散头侧面，左右各治疗30遍。

❸ 选择按揉法，用拇指或者中指或者手掌对百会穴进行按揉；也可以选择摩法，用全手掌或四指面摩百会穴。

❹ 选择指压法，对天柱穴进行指压，两手交叉，两只手的拇指分别按住穴位处。先对右穴进行治疗，患者头部稍向左倾，呼气并数1、2，慢慢用力，在数3的时候强按穴位，吸气并数4、5、6，放松身体，使头部恢复原位。然后用上面的方法对左穴进行治疗。注意：头部向一方倾斜的时候，要对另一方的穴位进行指按。

❺ 用力对天柱穴、风池穴进行拿捏，各拿捏10次，直到局部出现强烈的酸胀感为止。

❻ 在治疗的时候，用中指以较强的力点按印堂穴10次，然后以顺时针方向揉20~30圈，以逆时针方向揉20~30圈。

❼ 用两只手的拇指以顺时针方向交替对合谷穴进行指压。

❽ 用左手拇指的指腹自风池穴顺颈部脊筋直接推到肩井穴，并对肩井穴点按1~2遍。

❾ 一手拇指的指腹用适当的力量上下推动对侧行间穴，时间为半分钟至1分钟。

❿ 用手掌的小指侧依次击打五指缝，各3~5次。

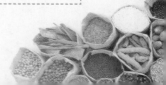

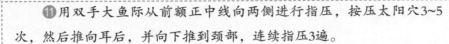

⑪用双手大鱼际从前额正中线向两侧进行指压，按压太阳穴3~5次，然后推向耳后，并向下推到颈部，连续指压3遍。

⑫如果患者的前额疼痛，可以再对攒竹穴、睛明穴、迎香穴进行按压，三穴位各按压40次。

⑬如果患者有偏头痛，可以再对患处加按压、揉、捏100次。

⑭如果患者的头顶部疼痛，可以再对患者加按百会穴100次。

⑮如果患者是后头痛，可以延长指压风池穴与颈项部肌肉的时间。

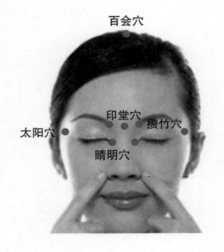

百会穴
印堂穴
太阳穴　　攒竹穴
睛明穴

● 温馨提示

❶嘱患者适当参加体育锻炼，增强体质，并注意平时保暖，以抵御外邪侵袭。

❷起居规律，避免熬夜、用脑过度，注意劳逸结合。

❸保持心情舒畅，避免不良情绪刺激；饮食宜清淡，勿进食肥甘之品，戒烟酒；对头痛剧烈，或头痛进行性加剧，同时伴有恶心、呕吐者，应考虑其他病变，需做进一步检查。

自汗、盗汗

　　自汗、盗汗指的是不是因为用发汗药或是运动、天气炎热、精神刺激等因素出的汗，而是因为汗液外泄失常的出汗。中医认为，自汗多是因为气虚而卫阳不固导致的；盗汗多是因为阴虚而阴不敛阳所致。

症状

　　醒后出汗，睡则汗收称作自汗；入睡出汗、醒后汗收称为盗汗，或是两者一起出现，且局部性出汗较为常见。

指压方法

▶ 对症穴位

　　肺俞穴、膈俞穴、肾俞穴、膏肓穴、百劳穴、中府穴、太渊穴。

指压 手法

　　采用揉法。依次进行揉、压，双拇指指腹一齐进行操作，每穴3~5分钟，取补法。每天或者隔天1次。本法适合治疗骨蒸盗汗。

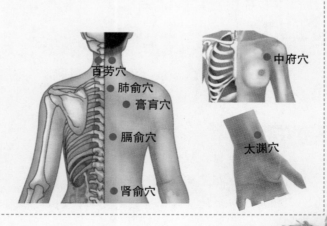

百劳穴
肺俞穴
膏肓穴
膈俞穴
肾俞穴
中府穴
太渊穴

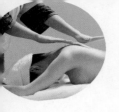

神经衰弱

神经衰弱以脑与躯体功能衰弱为主要特征，表现包括精神容易兴奋且容易疲劳，容易发生激怒和烦恼、紧张等情绪症状以及睡眠障碍、肌肉紧张性疼痛等生理功能紊乱症状。

症状

发病大都缓慢，诊治时通常已经患病数月。发病因素可以是造成长期精神紧张、疲劳的应激因素，也可以是少有的突然失眠或者头痛。没有明显发病原因，病程持续，或是时轻时重的患者，及时进行适当的治疗大多可以得到好转；病程超过2年的患者或者合并人格障碍的患者预后欠佳。

指压方法

▶ 对症穴位

印堂穴、神庭穴、攒竹穴、太阳穴、率谷穴、风池穴、涌泉穴、中脘穴、关元穴、三阴交穴、足三里穴。（涌泉穴、中脘穴、关元穴请参照本书或本丛书其他图片。）

指压手法

❶用双手拇指螺纹面交替对印堂穴和神庭穴进行按揉，而后双手拇指自印堂穴推往神庭穴，连续30次。

❷用双手拇指螺纹面分别对攒竹穴到两侧太阳穴进行推按，连续30次。

③用双手将太阳穴按压50次。

④将率谷穴作为中心按压到头侧面，左右分别进行30次。

⑤将风池穴拿捏按揉10次，直到局部感到轻微酸胀。

⑥分别对中脘穴和关元穴进行5分钟的按揉。

⑦分别将三阴交穴、足三里穴按压、拿捏30次。

⑧对涌泉穴进行按揉，直至脚心感觉发热。

⑨用双手拇指、食指以及中指的螺纹面相对用力对脊柱两侧的皮肤进行提捏按揉，顺序是自上而下，直到感到酸胀为止。

⑩用双手的大鱼际按揉太阳穴几次，而后转向耳后，并向下按揉到颈部。

⑪用双手的大鱼际自前额正中线按揉到两侧，接着按揉太阳穴3~5分钟。

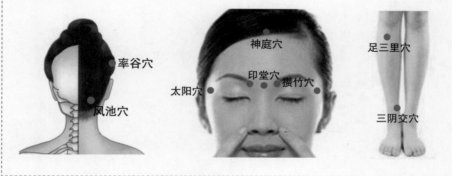

● 温馨提示

在一定条件下，神经衰弱是能够预防的。患者首先要知道精神创伤为神经衰弱的原因，而不良的个性为其发病的基础。耐心细致地分析发病原因，如果能把问题解决掉当然更好，如果不能解决问题，可以提高患者的认识能力，使其正确对待，尤其要改掉其不良个性，令其相信神经衰弱是能够完全治愈的。

对神经衰弱进行防治时，正确认识此病并坚信能够战胜疾病是最为关键的一点。第一，务必建立富有规律性的生活方式，将自己的工作、学习以及休息安排好。第二，务必保持良好的情绪，培养良好的兴趣。按照个人的爱好、体力，每天坚持进行适当的体育锻炼，比如打球、练体操、做游戏等。另外，还要进行针灸、理疗等治疗。

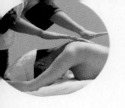

胃肠神经官能症

胃肠神经官能症主要指的是神经功能紊乱导致的胃肠分泌与运动功能紊乱，而胃肠本身并未发生器质性病变。精神长期过度忧虑、紧张，饮食不当等，或者是肠炎、痢疾以及其他疾病的后遗症等是本病的主要发病原因。

症状

症状有轻有重，病程多迁延，主要表现为食欲下降、嗳气、胃灼热、反酸、肠鸣、腹痛、呕吐、腹泻等，并出现失眠、头痛、健忘、心悸等症状。患者大都体弱、消瘦。

指压方法1

▶ 对症穴位

太冲穴。（太冲穴请参照本书或本丛书其他图片。）

指压 手法

❶取仰卧位，髋、膝屈曲。两手掌指叠在一起，放在腹部，以肚脐为中心，在中下腹部以顺时针方向摩动5分钟左右，接着将范围扩大，摩动全腹2分钟左右。

❷取坐姿，腰部微屈。两手五指并拢，掌指与腰部紧贴，用力往下摩擦到骶部，这样连续反复摩擦2分钟左右，最好是皮肤微红、出现温热感。

❸取坐姿，把右足放在左腿上，右手将小腿握住，左手拇指端对太冲穴点按30秒左右，最好是有酸胀感出现，换左足也是如此。

指压方法2

▶ 对症穴位

太阳穴、中脘穴、气海穴、天枢穴、足三里穴。（太阳穴、足三里穴请参照本书或本丛书其他图片。）

指压 手法

❶患者仰卧。术者坐在其头后，两手拇指端着力放在额部正中，从内到外反复轻快按摩2分钟左右。接着，两手掌根相对合力，分别放在太阳穴和周围以及颊部，重复按摩2分钟左右。

❷患者仰卧。术者两手拇指与其余四指放在患者腹部正中处，对应钳形用力，拿而提起，一拿一放。施术时手法要连贯柔和，力度适中，通常以拿提时患者感觉微痛、酸胀，放松后感觉舒展的强度为度。反复捏拿5～7次。

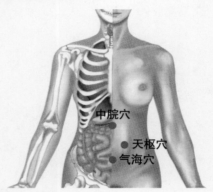

中脘穴
● 天枢穴
气海穴

❸患者仰卧。术者拇指或是中指端着力，与皮肤紧贴，分别对中脘穴、气海穴、天枢穴、足三里穴进行点按。将上述穴位点按30秒，要逐渐加大点按力度，以患者稍感酸胀、沉麻为宜。

❹患者俯卧，脊背裸露，全身肌肉放松。术者两手自然屈曲成虚拳状，拇指伸张到拳眼上面，食指与中指横抵在患者尾骨上，两手交替沿督脉循行线往患者颈部方向推进，边捏边推，这样反复3次。在推捏的过程中，每推捏三下就往后上方提一下。背脊皮肤偶尔出现灼热感视为正常反应。

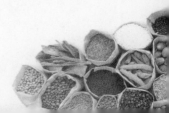

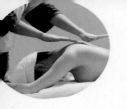

腹痛

腹痛是指以胃以下，耻骨毛际以上的部位发生疼痛为主要表现的一种病症。腹痛虽是一种症状，但发作时与多种脏腑的疾病有关，如肝、胆、脾、胃、大肠、小肠、子宫等。虽然腹痛的病因很多，但最常见的为外感风寒，邪入腹中；或暴饮暴食，脾胃运化无权；或过食生冷，进食不洁；或脾胃阳气虚弱，气血产生不足，经脉脏腑失其温养。

症状

腹部胀痛，拒按，大便秘结，或泄后不爽，伴有胸闷不舒，烦渴引饮，身热自汗，小便短赤，舌红，苔黄燥或黄腻，脉滑数。

指压方法

▶ 对症穴位

神阙穴、天枢穴、脾俞穴、胃俞穴。

指压 手法

揉脐部神阙穴：患者取坐位或仰卧位，术者用掌根抵住肚脐，稍用力，缓缓揉动，以腹内有热感为宜，约2分钟。点按天枢：患者取仰卧位，术者用双手食指分别抵住双天枢穴，用力下压，以患者能忍受为度，然后再放松，如此一压一松，操作约1分钟。掌揉背部：患者取俯卧位，术者用掌根沿脊柱两侧膀胱经循行线，自上而下揉动，重点在脾俞穴、胃俞穴操作，时间约2分钟。

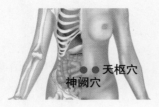
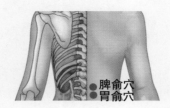

天枢穴
神阙穴
脾俞穴
胃俞穴

● 温馨提示

①腹痛忌过早服用止痛药。腹痛的原因错综复杂，有些会产生严重性的疾病，如急性阑尾炎、宫外孕等，若先服用止痛药，虽疼痛有所缓解，但使医生难以诊断，这样容易延误治疗。

②饮食上，忌食辛辣寒凉食物。

③应在排除严重疾病导致的腹痛的前提下，再做指压治疗。

腹胀

腹胀是指胃肠道存有过量气体，而感觉脘腹及脘腹以下的整个下腹部胀满的一种症状。本病多见于急性和慢性胃肠炎、胃肠神经官能症、消化不良及腹腔术后。主要临床表现为：腹部胀满，叩之如鼓，食欲下降，食少饱闷，恶心嗳气，四肢乏力等。

症状

胃脘部胀满不适，恶心、呕吐，伴有头晕目眩，头重如裹，身重肢倦，或见咳嗽痰多，口淡不渴，舌体胖大，边有齿痕，苔白厚腻，脉沉滑。

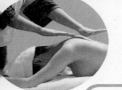

指压方法

▶ 对症穴位

　　合谷穴、肩井穴、建里穴、足三里穴、太冲穴。（肩井穴请参照本书或本丛书其他图片。）

指压 手法

　　按揉合谷穴：患者取坐位，术者用拇指按揉合谷穴，用力按揉数十次。按压肩井穴：患者取坐位，术者用双手拇指或肘按压双肩高峰处数十次。点颤建里穴：患者取仰卧位，术者用中指抵住建里穴，用力按压，同时上臂用力，进行颤抖，约半分钟。揉足三里穴、太冲穴：患者取坐位，术者用拇指按揉足三里穴、太冲穴，每穴1分钟左右。

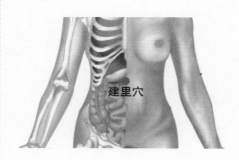

建里穴

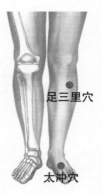

足三里穴

太冲穴

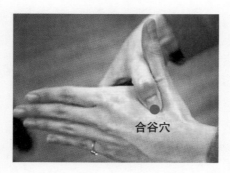

合谷穴

失眠

失眠是以经常不能获得正常睡眠为特征的一种病症。轻者入睡困难或睡后易醒，或醒后不能再入睡，亦有时睡时醒等，严重者则整夜不能入睡。一般将其分为心脾两虚、肝郁气滞、心肾不交三型。

一、心脾两虚

症状

多梦易醒，心悸健忘，伴头晕目眩，肢倦神疲，饮食无味，面色少华，或脘闷纳呆，舌淡，苔薄白，脉细无力。

指压方法

▶ 对症穴位

印堂穴、神庭穴、太阳穴、睛明穴、攒竹穴、鱼腰穴、角孙穴、百会穴、心俞穴、脾俞穴、神门穴、足三里穴、三阴交穴。（神门穴请参照本书或本丛书其他图片。）

指压 手法

患者取坐位，术者用一指禅推法从印堂穴向上推至神庭穴，往返5～6遍；再从印堂穴向两侧沿眉弓推至太阳穴，往返5～6遍；然后从印堂穴开始沿眼眶周围治疗，往返3～4遍。指按揉印堂穴、攒竹

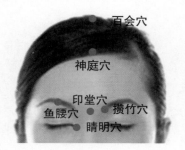

穴、睛明穴、鱼腰穴、太阳穴、神庭穴、角孙穴、百会穴，每穴1~2分钟。在患者背部、腰部施术，重点按压心俞穴、脾俞穴等穴位，时间约5分钟。指按揉神门穴、足三里穴、三阴交穴，每穴1~2分钟。

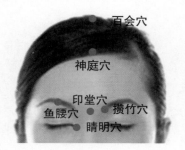

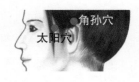

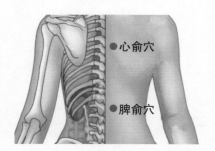

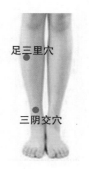

二、肝郁气滞

症状

　　失眠伴急躁易怒，严重者彻夜不能入睡，伴有胸闷胁痛，不思饮食，口苦而干，舌红，苔白或黄，脉弦或数。

指压方法

▶ 对症穴位

　　风池穴、肩井穴、肝俞穴、胆俞穴、章门穴、期门穴、太冲穴。（风池穴、肩井穴请参照本书或本丛书其他图片。）

指压 手法

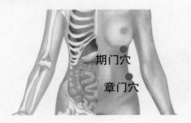

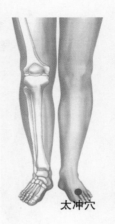

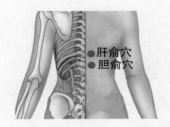

术者用扫散法在头两侧胆经循行部位治疗，每侧20～30次。按压风池穴、肩井穴，时间为2～3分钟。指按揉肝俞穴、胆俞穴，每穴约3分钟。按揉章门穴、期门穴、太冲穴，每穴1～2分钟。搓两胁，时间约1分钟。

三、心肾不交

症状

失眠伴心悸不安，多梦，头晕耳鸣，健忘，腰膝酸软，或伴潮热盗汗，烦热，或见遗精，口干咽燥，颧红面赤，舌红，苔少或无苔，脉细数。

指压方法

▶ **对症穴位**

心俞穴、肾俞穴、命门穴、神门穴、内关穴、劳宫穴、涌泉穴。（涌泉穴请参照本书或本丛书其他图片。）

指压 手法

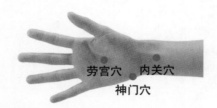

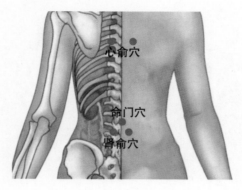

劳宫穴　内关穴
神门穴

心俞穴

命门穴

肾俞穴

　　患者俯卧位，术者用指压法在患者背腰部施术，重点在心俞穴、肾俞穴、命门穴等穴位，时间约5分钟，以患者感觉温热为度。用掌推法从背部沿脊柱自上而下推至腰骶部，反复操作3～4遍。掌擦两侧涌泉穴，以透热为度。用指点揉神门穴、内关穴、劳宫穴，以患者有酸胀感为度，力度不可过大。

● 温馨提示

　　睡前不要吸烟、饮酒、喝茶及喝咖啡，避免看刺激情绪的书和电视、电影，每天用温水洗脚；适当参加体力劳动和体育锻炼，增强体质；注意劳逸结合，特别是房事要有所节制；平时生活起居要有规律，早睡早起；消除烦恼，解除思想顾虑，避免情绪波动，心态要开朗、乐观。

糖尿病

糖尿病是一种机体内胰岛素分泌相对或绝对不足，引起糖、脂肪及蛋白质代谢功能紊乱的内分泌代谢疾病。早期可无症状，发展至症状期主要表现为多尿、多饮、多食（三多）及体重减轻（一少）等，尿糖、血糖增高。

传统医学将本病称为消渴，可以分为上消（肺热津伤）、中消（胃热炽盛）和下消（肾脏亏虚），严重时可出现神经衰弱、继发性急性感染、肺结核、高血压、肾及视网膜微血管病变等，最后出现酮症酸中毒、昏迷，甚至死亡。

一、上消（肺热津伤）

症状

烦渴，喜饮水，饮水量多且频繁，饮后仍觉口干舌燥，排小便次数增多，食多，身体渐瘦，兼有面色不华，大便秘结，四肢乏力，皮肤干燥，舌边和舌尖红，苔薄黄，脉洪数。

指压方法

▶ 对症穴位

肺俞穴、胰俞穴、心俞穴、中府穴、云门穴、气户穴、库房穴、手三里穴、阳陵泉穴。

指压 手法

患者仰卧位，术者用按压法在患者背部脊柱两侧施术，约6分钟，重点在肺俞穴、膈俞穴、心俞穴和局部阿是穴，用一指禅推法推背部脊柱两侧膀胱经第一侧线，往返操作约5分钟。指按揉肺俞穴、心俞穴、膈俞穴、中府穴、云门穴、气户穴、库房穴、手三里穴、阳陵泉穴，每穴约1分钟。

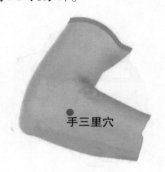

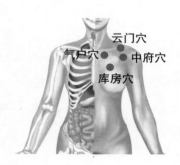

云门穴
气户穴 中府穴
库房穴

手三里穴

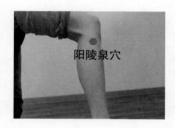

阳陵泉穴

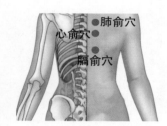

肺俞穴
心俞穴
膈俞穴

二、中消（胃热炽盛）

症状

　　能食易饥，饭量大增，多食不知饱，伴有口渴欲饮，尿频量多，神疲乏力，手足心热，舌红，苔黄厚，脉滑实有力。

指压方法

▶ 对症穴位

　　肝俞穴、脾俞穴、胃俞穴、建里穴、天枢穴、章门穴、期门穴、气海穴、中脘穴、梁门穴。

　　患者仰卧位，术者用指压法在背部脊柱两侧施术，约6分钟，重点在肝俞穴、脾俞穴、胃俞穴和局部阿是穴，用一指禅推法推背部脊柱两侧膀胱经第一侧线，往返操作约5分钟。指按揉肝俞穴、脾俞穴、胃俞穴、建里穴、天枢穴、章门穴、期门穴、气海穴，每穴约1分钟。搓胁肋1分钟左右。用指按揉中脘穴、梁门穴，每穴约2分钟。

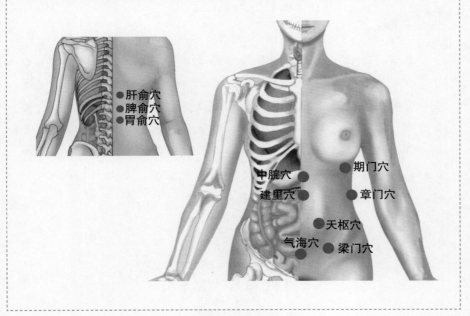

●肝俞穴
●脾俞穴
●胃俞穴

中脘穴
建里穴
期门穴
章门穴
天枢穴
气海穴
梁门穴

三、下消（肾脏亏虚）

症状

　　尿频量多，多饮多尿，甚则饮多少水，就排出多少尿液，口干欲饮，形体消瘦，伴有烦热，头晕耳鸣，腰膝酸软，失眠盗汗，舌红苔少，脉细数。

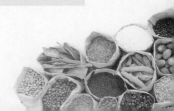

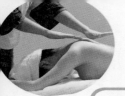

指压方法

▶ 对症穴位

肾俞穴、命门穴、三焦俞穴、志室穴、水分穴、中极穴、然谷穴、太溪穴、气海穴、关元穴、神阙穴、八髎穴。（志室穴、然谷穴、太溪穴、八髎穴请参照本书或本丛书其他图片。）

指压 手法

患者仰卧位，术者用指压法在患者背部脊柱两侧施术，约6分钟，重点在肾俞穴、命门穴、三焦俞穴和局部阿是穴，用一指禅推法推背部脊柱两侧膀胱经第一侧线，往返操作约5分钟。指按揉肾俞穴、命门穴、三焦俞穴、志室穴、水分穴、中极穴、然谷穴、太溪穴，每穴约1分钟。横擦腰骶部八髎穴，以透热为度。用一指禅推法或指按揉法施于气海穴、关元穴，每穴约2分钟。掌振神阙穴约1分钟。用掌平推法直推上腹部、下腹部，约5分钟。

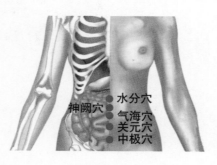

神阙穴
水分穴
气海穴
关元穴
中极穴

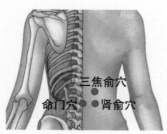

三焦俞穴
命门穴　肾俞穴

更年期综合征

更年期综合征即因绝经前后出现内分泌改变而引起的系列症候群。与男性相比，女性表现得比较明显。女性45～55岁，男性55～65岁处于更年期。在更年期内，因为生理功能的变化而出现的一系列自主神经功能失调与内分泌功能减退的表现，一律称作更年期综合征。

症状

主要症状包括：面部潮红、心悸、头晕、血压升高，并兼有耳鸣、眼花、眩晕、记忆力下降、失眠、抑郁、焦虑、容易激动等。

指压方法

▶ 对症穴位

百会穴、风池穴、神庭穴、攒竹穴、率谷穴、太阳穴、印堂穴、安眠穴、心俞穴、三阴交穴、太冲穴。（风池穴、神庭穴、印堂穴、安眠穴、心俞穴、三阴交穴、太冲穴请参照本书或本丛书其他图片。）

指压 手法

❶用双手拇指桡侧缘交替推印堂穴到神庭穴30次。

❷用双手拇指螺纹面分推攒竹穴到两侧太阳穴30次。

❸用双手拇指螺纹面对百会穴、安眠穴、神庭穴、心俞穴进行按揉，各100次。

❹用双手拇指螺纹面分别对左右太阳穴按揉30次。

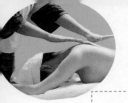

⑤用双手拇指桡侧缘，以率谷穴为中心对头部两侧进行扫散，分别为30～50次。

⑥对风池穴、安眠穴、太阳穴、三阴交穴、太冲穴进行拿捏，各30～50次。

⑦轻轻将颈部转动，左右各转10～20次。

⑧自前至后用五指拿头顶，到后头部改为三指拿，顺势自上而下将项肌拿捏3～5次。

⑨用双手大鱼际自前额正中线抹向两侧，按揉太阳穴3～5下，再推向耳后，并顺势往下推到颈部，连续做5次。

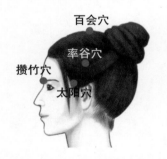

肥胖症

肥胖症是指人体脂肪沉积过多，超出标准体重的20％。人体的身高和体重之间有一定的比例，正常成年人身高与体重的关系为：男性体重（千克）＝身高（厘米）－105；女性体重（千克）＝身高（厘米）－100。如果脂肪增多，体重增加，超过标准体重20％时，就被称为肥胖症。肥胖症分为轻度、中度、重度三种类型。轻度：一般无自觉症状，生活起居正常无碍。中度：常有心悸、腹胀、易疲劳、畏热多汗、呼吸短促，甚至下肢浮肿等症状。重度：可出现缺氧、二氧化碳潴留，导致胸闷、气促、嗜睡，诱发动脉硬化、冠心病、高血压、糖尿病、痛风、胆结石、脂肪肝等，严重者可出现心肺功能衰竭。

症状

平素嗜食肥甘厚味，体形呈全身性肥胖，按之结实，食欲亢进，面色红润，畏热多汗，小便黄，大便秘结，舌红，苔黄厚或腻，脉沉滑实有力。

指压方法

➤ 对症穴位

中府穴、云门穴、腹结穴、府舍穴、中脘穴、气海穴、关元穴、足三里穴、丰隆穴、三阴交穴、脾俞穴、肾俞穴、胃俞穴、大肠俞穴。

指压手法

患者取仰卧位，术者循肺、胃、脾、肾经走行部位进行穴位按压，点按中府穴、云门穴、腹结穴、府舍穴、中脘穴、气海穴、关元穴、足三里穴、丰隆穴、三阴交穴等穴位，每穴约1分钟；然后换俯卧位，术者循膀胱经进行点按，点揉脾俞穴、肾俞穴、胃俞穴、大肠俞穴各1分钟。根据中医辨证理论随证加减取穴。有并发症者，加相应经络穴位；局部肥胖明显者，加局部经穴以疏通经络。

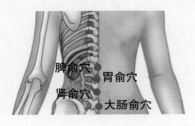

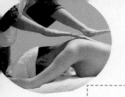

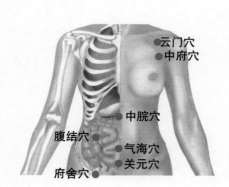

云门穴
中府穴

中脘穴

腹结穴

气海穴
关元穴

府舍穴

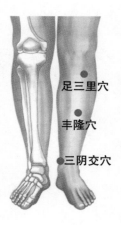

足三里穴

丰隆穴

三阴交穴

● 温馨提示

❶每日三餐应规律地进食，规律的饮食能减少体内脂肪，避免拉长两餐间的时间以及在深夜进食。煎炸食品不可吃，因为它们的含油量相当高。少吃奶油、花生、甜食。

❷指压治疗原发性肥胖确有疗效，但应该排除其他疾病引起的继发性肥胖。

惊悸

惊悸是指气血虚弱，痰饮瘀血阻滞心脉，心失所养，心脉不畅等引起的，以惊慌不安、心脏急剧跳动不能自主为主要症状的一种病症。本病临床多为阵发性，有时也有呈持续性者，多伴有胸痛、胸闷、喘息、吸气不够、头晕和失眠等症状。

心悸不宁，善惊易怒，稍惊即发，劳累则加重，兼有胸闷气短，自汗出，坐卧不安，不愿闻及声响，少寐多梦而易惊醒，舌淡，苔薄白，脉细略数或脉细弦。

指压方法

▶ 对症穴位

肺俞穴、厥阴俞穴、心俞穴、膈俞穴、膻中穴、玉堂穴、紫宫穴、关元穴、气海穴、三阴交穴、太冲穴、内关穴、神门穴、大陵穴。（肺俞穴、厥阴俞穴、心俞穴、膈俞穴请参照本书或本丛书其他图片。）

指压 手法

患者取俯卧位，术者在患者背部两侧膀胱经按压5分钟，点按肺俞穴、厥阴俞穴、心俞穴、膈俞穴各1分钟，以患者能耐受为度。患者取仰卧位，术者拇指揉按患者膻中穴、玉堂穴、紫宫穴、关元穴、气海穴各1分钟；然后用掌根揉法沿任脉往返15次；用掌揉法沿左上肢心包经由上而下往返10次；点按双侧三阴交穴、太冲穴、内关穴、神门穴、大陵穴各1分钟。

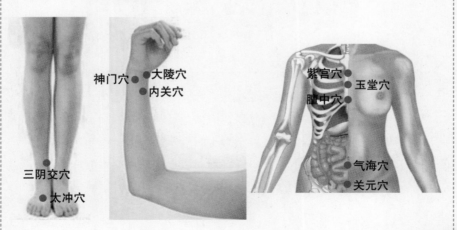

神门穴　大陵穴
内关穴

紫宫穴　玉堂穴
膻中穴

三阴交穴
太冲穴

气海穴
关元穴

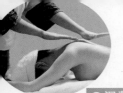

● 温馨提示

❶首先使患者认识到惊悸的原因是多方面的，应该排除器质性的病变。对原因进行耐心、细致地分析，若能解决问题当然更好，若不能解决问题，可使其提高认识能力，正确对待。特别要抛弃不良信念，坚信疾病是完全可以治愈的。

❷将患者从被症状所吸引的过程中解脱出来，树立乐观精神，消除紧张情绪及思想顾虑。

❸妥善安排好工作、学习和生活，注意劳逸结合，坚持锻炼身体，适当参加文娱活动，以巩固疗效和防止复发。

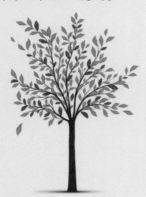

呃逆

呃逆俗称打嗝，是指气逆上冲，喉间"呃呃"连声，声短而频繁，不能自制的一种病症，甚者妨碍谈话、咀嚼、呼吸、睡眠等。呃逆可单独发生，持续数分钟至数小时后不治而愈，但也有个别病例反复发生，虽经多方治疗仍迁延数月不愈。呃逆多在寒凉刺激，饮食过急、过饱，情绪激动，疲劳，呼吸过于深、频繁等情况下发生。

症状

呃逆沉缓有力，其呃遇热则减，遇寒加重，恶食冷饮，喜饮热汤，胃脘部不舒，口淡不渴，或有过食生冷、寒凉史，或于受寒后发病，舌淡，苔白，脉迟缓。

指压方法

▶ 对症穴位

攒竹穴、列缺穴、缺盆穴、膈俞穴。

指压 手法

按揉攒竹穴：术者双拇指按压双侧攒竹穴，持续2分钟。在按压时，患者还可能再呃逆一次，但一会儿就会好的，操作一定要够2分钟。按压列缺穴：术者用拇指点按一侧的列缺穴，约2分钟，要用力，使局部有胀痛的感觉。弹缺盆穴：术者用食指或中指弹拨一侧缺盆穴内侧，以感到向胸部窜麻为宜，一般只需要弹拨一下。按膈俞穴：术者用拇指按压背部的膈俞穴或者附近的压痛点，持续2分钟。

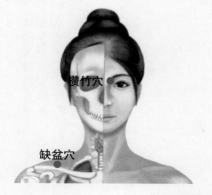

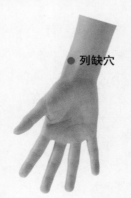

攒竹穴

列缺穴

缺盆穴

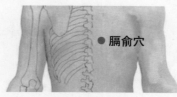

膈俞穴

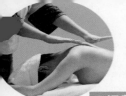

● 温馨提示

❶ 情绪不好会引发呃逆，呃逆经久不愈使患者焦躁、烦恼，这会加重膈肌痉挛。因此，对患者来说，保持心情舒畅显得十分重要。

❷ 少食生冷食品，包括生拌冷菜及水果。煎、炸和难消化的食品也不宜多吃。食量以无饱胀感为好，餐次可增加。

❸ 刀豆、生姜、荔枝、枇杷、饴糖（麦芽糖）等食物有温胃通气、止呃作用，受寒者可适量选吃，保持大便通畅。

高血压

高血压是以体循环动脉血压增高为主要临床特征，并伴有血管、心、脑、肾等器官病理性改变的全身性疾病。成年人收缩压在140毫米汞柱*以上，并（或）伴有舒张压在90毫米汞柱以上，排除继发性高血压，并伴有头痛、头晕、耳鸣、健忘、失眠、心跳加快等症状，即可确诊为高血压。现代医学认为，高血压与年龄、职业、环境、肥胖、高血脂、嗜酒、吸烟等有关。本病临床常见肝火偏旺、痰浊上扰两型。

一、肝火偏旺

症状

头痛眩晕，面红目赤，口干口苦，急躁易怒，便秘尿黄，舌红苔黄，脉滑数或弦数。

---

*1毫米汞柱约等于0.133千帕。

指压方法

▶ **对症穴位**

印堂穴、神庭穴、太阳穴、睛明穴、攒竹穴、风池穴、肝俞穴、胆俞穴。

指压 手法

　　患者取坐位，术者立于一侧，指压患者双侧桥弓穴。接着在患者前额部治疗，先以双手拇指按压印堂穴直上至前发际5～10次；再从印堂穴沿眉弓至两侧太阳穴按压5～10次；再在前额做由中线向两侧颞部和颞部向中线方向的横向往返按压5～10次；用指端按揉印堂、睛明、神庭、攒竹、太阳诸穴。按压头顶部至后枕部、风池穴，如此重复操作3～5遍。按压头颞侧部两侧各半分钟至1分钟。患者取俯卧位，术者按压患者背部、腰部，术者重点按压患者肝俞穴、胆俞穴，时间约5分钟。

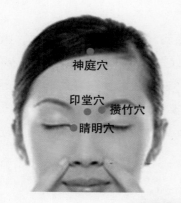

神庭穴
印堂穴
攒竹穴
睛明穴

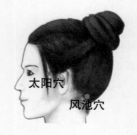

太阳穴
风池穴

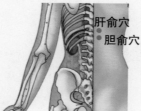

肝俞穴
胆俞穴

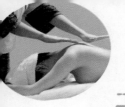

二、痰浊上扰

症状

　　看东西时感觉物体在旋转，头重如被布裹住一样，胸闷、恶心，呕吐清水痰涎，脘腹不适，胃口差，精神疲倦，舌淡，苔白厚，脉滑。

指压方法

▶ 对症穴位

　　印堂穴、神庭穴、太阳穴、睛明穴、攒竹穴、桥弓穴、风池穴、丰隆穴、解溪穴、足三里穴。（除丰隆穴、解溪穴、足三里穴，其他穴位请参照本书或本丛书其他图片。）

指压 手法

　　患者取坐位或仰卧位。术者轻度指按、指揉患者印堂穴、攒竹穴、睛明穴、太阳穴、神庭穴，每穴1分钟；指压前额3～5遍；从前额发际处指压至风池穴位，反复3～5遍；指按、指揉丰隆穴、解溪穴，取泻法；指压足三里穴，每穴各1分钟。中指指腹由轻到重从上到下反复揉按桥弓穴1~3分钟，两侧要交替进行，不可同时进行操作。

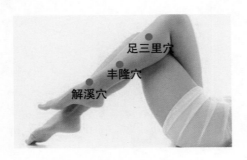

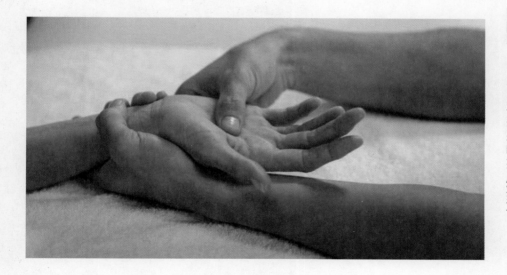

第四章　常见内科疾病的指压疗法

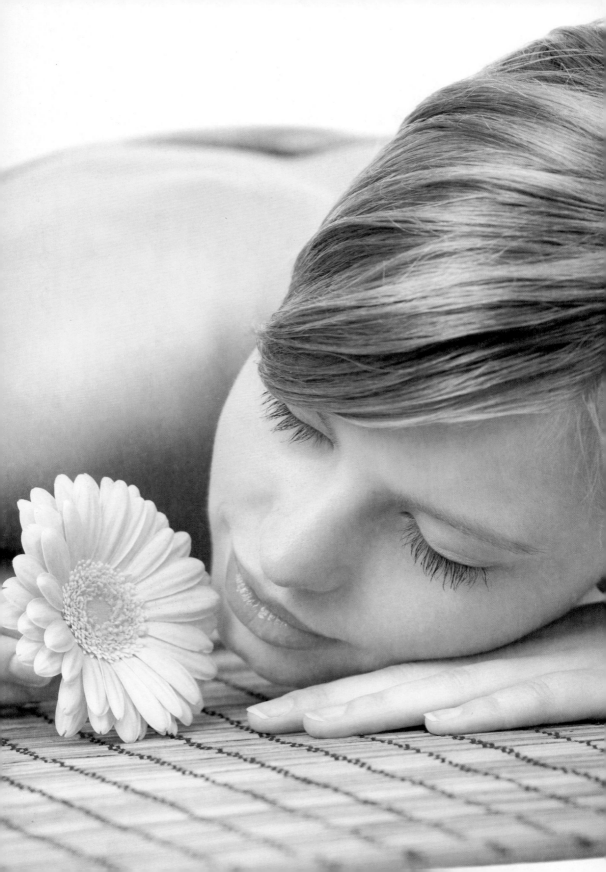

第五章

常见外科疾病的指压疗法

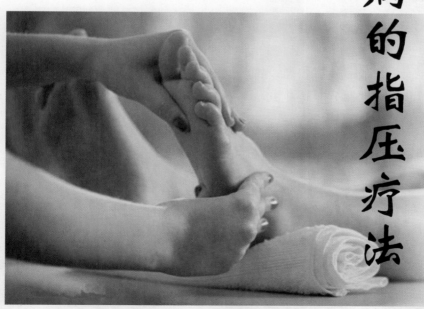

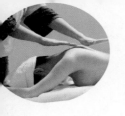

腰扭伤

腰扭伤常发生于搬抬重物、腰部肌肉强力收缩时，是腰部肌肉、筋膜、韧带等软组织因外力作用突然受到过度牵拉所引起的急性撕裂伤。

症状

腰扭伤可撕裂腰骶部肌肉的附着点、骨膜、筋膜与韧带等组织，有的患者主诉听见清脆的响声。伤重者剧烈疼痛，立刻无法活动；轻者尚且能够工作，但次日或是休息后疼痛会加重，甚至无法起床。

指压方法1

➡ 对症穴位

肾俞穴、环跳穴、委中穴。（这些穴位请参照本书或本丛书其他图片。）

指压手法

❶患者俯卧。术者双手拇指指端着力，分别对两侧肾俞穴、环跳穴、膝关节腘窝横纹中央处委中穴各点按约1分钟。

❷患者俯卧。术者站于一侧，以两手掌指交替着力，由上背往腰骶部，然后由腰部往上背部，于足太阳膀胱经上一边揉一边推，反复施术约5分钟。然后重点推揉腰骶部，直到腰部有温热感为宜。推揉过程中要先轻后重，随着肌肉痉挛的缓解逐渐加力。

③患者下蹲，双脚脚跟着地，腰部前屈。术者站于一侧，一只手将患者肩部扶住，另一手掌指着力由上向下擦腰骶部，直到腰骶部发热为止。最后将五指并拢微屈，用掌面对腰骶部轻快拍打数次。

指压方法2

▶ 对症穴位

委中穴、承山穴、阳陵泉穴。

指压 手法

❶患者俯卧。术者在两侧腰部用掌根揉法反复施术3～5分钟。

❷对痛点（阿是穴）用右手拇指指压3～5分钟。

❸对委中穴、承山穴、阳陵泉穴等穴位进行指压，每穴1～3分钟。

❹沿着患者颈椎、胸椎、腰椎、骶骨、尾骨进行指压，反复施术3～5分钟。

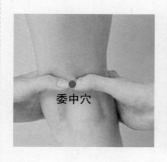
委中穴

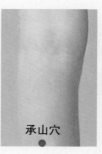
承山穴

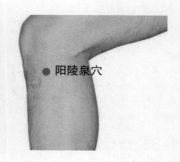
阳陵泉穴

● 温馨提示

若郊野旅行，又逢扭伤腰部，一时找不到医生，此时，应当让患者卧倒休息。指压治疗应舒筋活络，对有关穴位进行点按，如肾俞穴、阳关穴、委中穴，主要手法为按、推、揉、揉。当肌肉松弛后，腰部立即感到松弛。依据患者受伤程度，配合内服或是外敷中药及热敷的方法，可有效缓解疼痛。

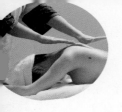

落枕

　　落枕是一种常见病，又名"失枕"，多见于冬季、春季。多是由于过度劳累，体质衰弱，睡眠时头颈部的位置不正确，或是枕头高低不合适或是太硬，使得颈部肌肉，如肩胛提肌、胸锁乳突肌、斜方肌等长时间维持在紧张状态或是过度伸展位，进而引起颈部肌肉静力性损伤或是痉挛；或由于起居不当，夏日受凉，严冬过寒，受风寒湿邪侵袭，使得经脉瘀阻，肌肉气血凝滞；或是患者事前没有准备，导致颈部突然扭转；或是肩扛重物，颈部肌肉扭伤，或是引起痉挛等都会造成落枕的发生。

症状

颈椎部位的肌肉疼痛及颈椎活动受限。

指压方法1

▶ 对症穴位

内关穴。（内关穴请参照本书或本丛书其他图片。）

指压 手法

　　采用切法。患者采取正坐位，术者左手将患侧的手背握住，使其腕关节适当屈曲，松弛其腕部的屈腕肌群的肌腱；将右手的小指、无名指、中指、食指置于内关穴的背侧，拇指用力（指甲要事先剪短，修整圆滑）切内关穴，使患者感觉该颈部、肩、上肢具有困、沉、酸之感，再嘱咐患者将头部自由进行左右转动，即感觉疼痛减弱，转动的角度逐渐增大，3分钟左右疼痛就可以消失，且头部转动自如。

指压方法2

▶ 对症穴位

外关穴、肩中俞穴、肩井穴、肩贞穴、小海穴。

指压 手法

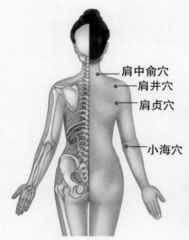
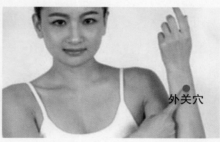

采用切法、扣法、叩法、捏法。落枕不论哪一侧，术者都要先在患者颈部疼痛部位用双拳轻轻拍打1分钟，然后再切患侧肩中俞穴，捏肩贞穴、肩井穴，叩小海穴，最后用拇指按于外关穴上，左右旋转切。治疗时患者应当充分放松患侧手关节肌肉，并缓慢地、最大角度地随意将颈部进行转动。指切外关穴约3分钟即可。

指压方法3

▶ 对症穴位

极泉穴。

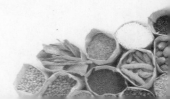

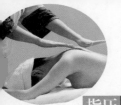

指压 手法

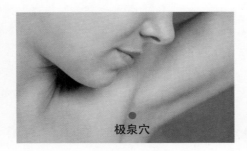

极泉穴

采用扣法。患者取坐位（以右侧为例），将右前臂置于诊桌上。术者立于其右后方，右手的拇指置于患者右肩峰上，食指搁在腋下极泉穴，从轻至重对其进行按压，同时嘱咐患者做头部左右屈伸以及旋转动作，当头转至痛侧时，可以使用食指对极泉穴弹按一下，患者右手指即刻具有触电样感。每次按压5分钟，症状就可以明显减轻。如果局部仍有痛感，可做痛点揉按，或是配合摇颈手法，则效果更佳。

指压方法4

▶▶ 对症穴位

阿是穴（一般有1~2个）。

指压 手法

采用扣法。患者坐位，术者站在其身体后方，让其颈部略微做旋转活动，找到1~2个阿是穴。术者一只手将患者头部扶住，另一只手在阿是穴使用拇指进行紧压2分钟左右，患者颈部疼痛就可以消失或是减轻，即可解除颈部活动牵制，通常指压治疗1~2次就可以痊愈。

❶选择有益于健康的枕头，用枕不当是落枕发生的原因之一。

❷要注意避免不良的睡眠姿势，如俯卧并把头颈弯向一侧；在极度疲劳时还没有卧正位置就熟睡过去。

❸避免头颈部位置不正，过度屈曲或伸展等。要注意避免受凉、吹风和淋雨，晚上睡觉时一定要盖好被子，尤其是两边肩颈部被子要塞紧，或是用毛衣围好两边，以免熟睡时受凉使风寒邪气侵袭颈肩部引起气血瘀滞、脉络受损而发病。

❹避免长期低头伏案工作或看手机，要经常适量运动，尤其是颈椎的活动操，如做"米"字操，这是一种操作简便的颈部保健操。

颈椎病

颈椎病又称颈椎综合征，是由于颈部长期劳损，颈椎及其周围软组织发生病理改变或骨质增生等，导致颈神经根、颈部脊髓、椎动脉及交感神经受到压迫或刺激而引起的一组复杂的症候群。其多因风寒、外伤、劳损等因素造成，一般出现颈僵，活动受限，一侧或两侧颈、肩、臂出现放射性疼痛，头痛、头晕，肩、臂、指麻木，胸闷、心悸等症状。

症状

头痛，后枕部疼痛，颈项僵硬，转侧不利，一侧或两侧肩背与手指麻木酸痛，或头痛牵涉至上背部，颈肩部畏寒喜热，颈椎旁有时可以触及肿胀结节，舌淡，苔白，脉弦紧。

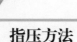
指压方法

▶ 对症穴位

　　风池穴、风府穴、肩井穴、天宗穴、曲池穴、手三里穴、小海穴、合谷穴。（除风池穴、曲池穴、手三里穴、合谷穴，其他穴位请参照本书或本丛书其他图片。）

指压 手法

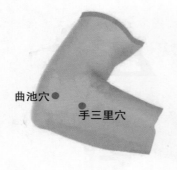

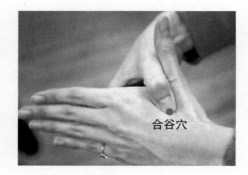

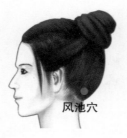

　　❶患者取坐位，术者立于其后，用拇指指腹与中指指腹同时按揉患者风池穴1分钟，从风池穴起至颈根部，用拇指指腹与食指、中指对称用力拿捏患者颈项两旁的软组织，由上而下操作5分钟左右。随后用揉法放松患者颈肩部、手背部及上肢的肌肉5分钟左右。

❷做颈项部拔伸。术者两前臂尺侧放于患者肩部并向下用力，双手拇指顶按在风池穴上方，其余四指及手掌托住下颌部，嘱患者身体下沉，术者双手向上用力，前臂用手同时向相反方向用力，把颈牵开，边牵引边使头颈部前屈、后伸及左右旋转。

❸提拿患者两侧肩井穴并拿揉患肢，以肱二头肌和肱三头肌为主，用多指横拔腋下臂丛神经分支，使患者手指有串麻感为宜。

❹牵抖患者患侧上肢2～3次，最后拍打患者肩背部和上肢，以使患者有轻快感为宜。

❺颈椎病指压法：神经根型，用拇指指端按压风池穴、肩井穴、肩髎穴、外关穴、少海穴、后溪穴各1分钟；椎动脉型，用拇指指端按压风池穴、太阳穴、列缺穴、合谷穴、听宫穴各1分钟；脊髓型，用拇指指端按压肩井穴、翳风穴、肩中俞穴、肩髃穴、期门穴、阳陵泉穴、后溪穴各1分钟；交感神经型，用拇指指端按压百会穴、肩井穴、颧髎穴、神门穴、外关穴、足三里穴各1分钟；混合型，根据其混合具体类型，有选择地按压以上有关穴位。

● 温馨提示

❶对颈椎病的指压治疗，尤其在做被动运动时，动作应缓慢，切忌暴力、蛮力和动作过大，以免发生意外。

❷低头位工作不宜太久，避免不良的工作体位。

❸睡眠时枕头不宜过高、过低、过硬。最好另用一个小枕头垫放在颈项部。

❹治疗后可选用一个宽硬领围于颈项部，用以固定颈椎，并要注意保暖。

❺本病可以配合颈椎牵引治疗。牵引物重量为3～5千克，每次20～30分钟。

❻对脊髓型颈椎病，指压治疗效果不佳，切忌大动作或重力按压颈部穴位，以免造成更严重的脊髓压迫症状；或有进行性加重趋势，应考虑综合治疗。

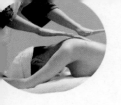

网球肘

网球肘又称肱骨外上髁炎，是一种常见的慢性劳损性疾病。本病一般起病较慢，多数无明显外伤史，而是有长期使用肘部、腕部的劳损史。临床表现为肘后外侧酸痛，尤其在做转、伸、提、拉、推等动作时疼痛更为剧烈。检查肘关节外观无红肿，局部有明显压痛，伸肌腱牵拉试验阳性，即肘伸直握拳，屈腕，然后将前臂旋前，可发生肘外侧部剧痛，中医称为肘痛。

症状

肘后及上臂外侧酸痛，疼痛反复发作，偶尔疼痛由手臂向下放射到手腕部，关节活动轻度受限，得温则痛减，患处无红肿、发热感，舌淡红，苔薄白，脉弦紧。

指压方法

▶ 对症穴位

曲池穴、尺泽穴、小海穴、少海穴、手三里穴、合谷穴。（小海穴请参照本书或本丛书其他图片。）

指压 手法

❶患者取坐位或仰卧位，术者立于或坐于病侧，用轻柔的摍法从患者肘部沿前臂背侧治疗，往返10次左右，以舒筋通络。

❷重点在肘部治疗，用拇指按揉曲池穴、手三里穴、尺泽穴，用中指按揉小海穴、少海穴约1分钟，手法宜缓，同时配合拿法沿伸腕肌往返提拿。

❸再用弹拨法。术者右手持患者腕，使患者右前臂旋后，左手用屈曲的拇指指端压于患者肱骨外上髁前方，其他四指放于患者肘关节内侧。右手逐渐屈曲患者肘关节至最大限度，左手拇指用力按压患者肱骨外上髁的前方，然后再伸直肘关节，同时术者左手拇指推至患肢桡骨头之前，沿桡骨头前外缘自后弹拨伸腕肌起点。施术后患者有桡侧三指麻木感及疼痛减轻的现象。也可将患者前臂旋前，放置桌上，肘下垫物，术者用拇指向外方紧推患者邻近桡侧腕长伸肌和腕短伸肌，反复数次，弹拨范围可上下移动。

❹最后用擦法沿患者伸腕肌治疗，以透热为度，亦可搓上肢结束。

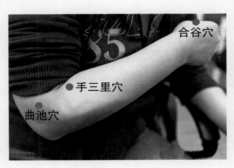
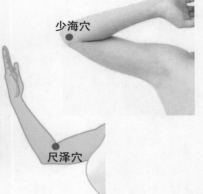

● 温馨提示

❶本病的发生，有一部分是附着于肱骨外上髁肌腱纤维的部分断裂而造成的，因此推拿治疗中不宜有过强的刺激，以免产生新的损伤。

❷从事腕力劳动较多的患者，可以根据情况改变原有的姿势，以有益于本病的康复。

❸患者坚持自我按摩，对本病的治疗、康复是一种积极的措施。

❹局部应注意保暖，防止寒冷刺激。

❺嘱患者进行功能锻炼，常用的方法有甩鞭法，即前臂在内旋的同时屈肘，然后伸直肘关节。

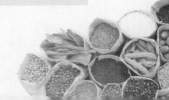

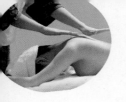

肋间神经痛

肋间神经痛是一种较为常见的肋间神经由于不同原因的损害，进而出现的以胸部肋间或是腹部呈带状疼痛的综合征，属中医"胁痛"范畴。多是由于肝气郁结，横逆而攻窜作痛，进而引起肝经循行部位（胸胁）症状；或是因为痰饮内停以及外伤，局部瘀血停滞，络脉不通，气血不畅、不通而作痛。

症状

数个或是一个肋间分布区疼痛，呈刺痛、钝痛、烧灼样痛，甚至刀割样痛，通常因为喷嚏、咳嗽、深呼吸或负重屏气诱发加重，疼痛可向背部、肩部放射，相应皮肤区感觉异常，病变肋缘具有压痛，活动受影响。

指压方法

➡ 对症穴位

支沟穴、太冲穴、内关穴、外关穴、期门穴、肝俞穴。

指压 手法

❶拇指指端放在支沟穴上，其余四指放在该穴背面，拇指用重力对支沟穴进行揑按，每隔20秒放松1次。反复揑按5~7分钟，直到局部有明显酸胀感出现为止。

❷拇指指端放在太冲穴上，其余四指放在足底，拇指用重力对太冲穴进行捏按，每隔20秒放松1次。反复捏按5～7分钟，直到局部有强烈酸胀感出现为止。

❸拇指指腹放在内关穴上，食指指腹放在外关穴上，两指用重力进行捏按，每隔20秒放松1次。反复捏按5～7分钟，直到局部有较强烈酸胀感出现为止。

❹拇指指腹轻轻对期门穴进行揉按，连续揉按3～5分钟，直到局部有轻微胀感出现为止。

❺拇指指腹用重力对肝俞穴进行扣按，每隔20秒放松1次，反复扣按3～5分钟，直到局部有较明显胀感出现为止。

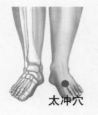
太冲穴

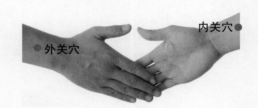
外关穴　内关穴

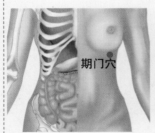
期门穴

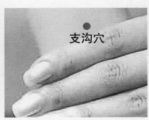
支沟穴

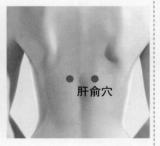
肝俞穴

●温馨提示

本病如果单用指压疗效不佳，可与封闭疗法或是理疗相配合。继发性肋间神经痛应当重视病因的治疗。有些患者通常具有胸椎关节的位置异常，通过胸椎复位手法纠正后，疼痛就可以明显得到缓解。胸椎部位的疾病要及时进行治疗，避免继发肋间神经痛。坐位工作者应当注意姿势，避免劳累。

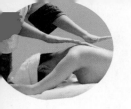

腰痛

腰痛主要原因是腰肌劳损，主要是指腰骶部肌肉、筋膜、韧带等软组织的慢性损伤而引起的慢性疼痛。临床表现为长期、反复发作的腰背疼痛，时轻时重；劳累、负重后加剧，卧床休息后减轻；阴雨天加重，晴天减轻；腰腿活动无明显障碍，但部分患者伴有脊柱侧弯、腰肌痉挛、下肢有牵拉痛等症状。

症状

腰冷痛伴有沉重感，侧转不利，虽经卧床休息，症状也不减轻，天气变化时症状加重，腰部热敷后感到舒适，舌淡红，苔薄白或腻，脉弦滑或紧。

指压方法

▶ 对症穴位

三焦俞穴、肾俞穴、气海俞穴、大肠俞穴、关元俞穴、膀胱俞穴、志室穴、秩边穴。（关元俞穴、膀胱俞穴、志室穴、秩边穴请参照本书或本丛书其他图片。）

指压 手法

循经揉法：患者取仰卧位，术者先用深沉而柔和的滚法、揉法沿患者两侧足太阳膀胱经从上而下施术5～6遍，然后用掌跟在患者痛点周围按揉1～2分钟。穴位按压：术者以双手拇指依次按揉患者两侧三焦俞穴、肾俞穴、气海俞穴、大肠俞穴、关元俞穴、膀胱俞穴、志室穴、秩边穴等穴位，以患者有酸胀感为度，从而达到提高痛阈、解痉止痛的目的。

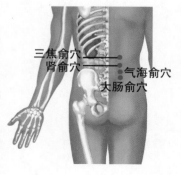

三焦俞穴
肾俞穴
气海俞穴
大肠俞穴

腰椎间盘突出症

腰椎间盘突出症又称腰椎间盘纤维环破裂症。现代医学认为，病因是腰椎间盘退行性病变、腰外伤、积累性劳损，使纤维环部分或完全破裂，髓核向椎管内突出，压迫或刺激神经根和脊髓而引起的腰腿疼痛综合征。

症状

腰部冷痛重着，每遇阴雨天或腰部感寒后加剧，痛处喜温，转侧不利，静卧痛势不减，或伴有下肢肢体麻木重着疼痛，体倦乏力，或肢末欠温，食少腹胀，舌淡红，苔白，脉沉迟或滑。

指压方法

▶ 对症穴位

腰阳关穴、大肠俞穴、环跳穴、委中穴、承山穴、肾俞穴、居髎穴。

指压手法

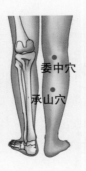
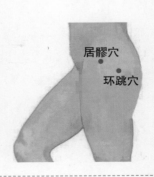

肾俞穴
大肠俞穴
腰阳关穴
委中穴
承山穴
居髎穴
环跳穴

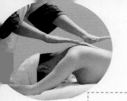

❶循经按揉法：患者取仰卧位，术者用搽、按揉手法在患者脊柱两旁膀胱经及臀部和下肢后外侧施术3～5分钟，以腰部为重点。然后术者用双手掌重叠用力，沿患者脊柱由上而下按压腰骶部，反复2～3遍，此法作用在于改善血液循环，缓解腰背肌肉痉挛，促进炎症的吸收。

❷拔伸推压法：患者取仰卧位，术者先用拇指或肘尖点压患者腰阳关穴、肾俞穴、居髎穴、环跳穴、承山穴、委中穴，每穴约1分钟，以解痉止痛。然后在助手配合拔伸牵引的情况下，术者用拇指顶推或肘尖按压患处（与突出物方向相反）。此法作用在于增加盘外压，降低盘内压，促使突出的髓核回纳。

●温馨提示

❶治疗前应排除骨、关节疾病及推拿禁忌证。

❷病程长，经多次指压治疗无效者，要考虑综合治疗。

❸若治疗后出现疼痛加重现象，则应该平卧硬板床休息1～2周，并用皮腰围保护腰部，尽量避免弯腰动作。

❹病情好转后，适当进行腰背肌肉功能锻炼，促进康复。

退行性脊柱炎

退行性脊柱炎又称增生性脊柱炎、脊椎骨关节炎、老年性脊柱炎、肥大性脊柱炎等，指的是椎间盘退变狭窄，椎体边缘退变增生，小关节由于退变进而形成骨关节病变。本病在中年以后多发，男性比女性多，长期从事体力劳动者容易患有本病。

症状

通常因为椎体软骨退变、骨质增生、骨刺形成，进而造成腰部酸痛僵硬，不能久坐久站，晨起时症状加重，活动后症状减轻；活动稍停症状反而加重。少数患者可伴有脊神经根与脊髓受压症状。通常发于第四、第五腰椎椎体部。

指压方法1

▶ 对症穴位

肾俞穴、腰眼穴、委中穴。（这些穴位请参照本书或本丛书其他图片。）

指压 手法

❶患者俯卧。术者站在患者的身体左侧。用指压法自上而下在患者腰部痛点处以及两侧骶棘处施术3～5分钟。

❷对患者肾俞穴、腰眼穴、委中穴进行指压，每处穴位指压1分钟，指压3～5遍。

❸在患者腰部两侧用掌根揉法压揉约3分钟。

指压方法2

▶ 对症穴位

命门穴、肾俞穴、十七椎穴。

指压 手法

❶患者俯卧。术者立于其侧，对其腰部脊柱两侧用按揉法施术约5分钟。

❷患者俯卧。术者立于其侧，以掌根着力，对患者的命门穴按揉约1分钟，以患者具有酸胀感为度。

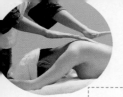

❸患者俯卧。术者立于其侧，以掌根着力，对第二腰椎棘突下旁开1.5寸处的肾俞穴按揉约1分钟，以患者具有酸胀感为度。

❹患者俯卧。术者立于其侧，以掌根着力，对第五腰椎棘突下的十七椎穴按揉约1分钟，以患者具有酸胀感为度。

❺患者俯卧。术者立于其侧，一只手对其腰部进行按压，另一只手托其下肢并用力往上扳抬，两手协调用力，使腰椎后伸。可反复地做后伸运动5～10次，也可做一次短促的扳动。

❻患者侧卧，上侧下肢屈膝屈髋，下侧下肢伸直。术者一只手将其肩前部按住并往后推，另一只手或是肘部置于臀部往前扳动，两手协调用力扳到极限，然后再做一次短促的扳动。两侧各扳一次。腰椎骨质增生有骨桥形成者禁用此法。

❼患者俯卧。术者立于其侧，以小鱼际着力，沿着脊柱方向擦两侧膀胱经与督脉，以透热为度。

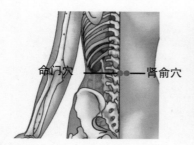

命门穴 ————————肾俞穴

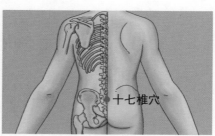

十七椎穴

增生性膝关节炎

在医学上，增生性膝关节炎称作骨性关节炎，指的是膝关节软骨变性、外伤、劳损、先天或是后天关节畸形，多见于老年人。本病属中医"痹证"范畴。

症状

主要表现是膝关节疼痛、肿胀、伸屈受到限制，蹲下、起立、劳累后或是上下坡时疼痛加剧，并常因轻伤或寒冷加重。活动关节时，可听见关节内因摩擦所引起的"咯咯"响声。X线摄片显示关节软骨面有骨质增生。

指压方法1

▶ **对症穴位**

内膝眼穴、膝阳关穴、足三里穴、阳陵泉穴。

指压 **手法**

双手拇指对患侧内膝眼穴进行按压，然后用手掌根对膝阳关穴进行按揉，各100~200下。用指端持续对足三里穴或是阳陵泉穴掐压3~5分钟，如果能够配合涂药汁按揉则更具效果。每日进行2~3次。

● 内膝眼穴

足三里穴 ●

● 膝阳关穴

阳陵泉穴 ●

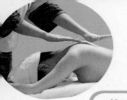

指压方法2

▶ 对症穴位

阳陵泉穴、太冲穴、三阴交穴、委中穴。（这些穴位请参照本书或本丛书其他图片。）

指压 手法

❶患者仰卧。术者首先使用右手的拇指螺纹面着力，对膝关节疼痛部位指压3~5分钟。

❷将右手掌心贴在膝关节上，按揉患侧膝关节痛点5~10分钟。

❸对患侧阳陵泉穴、太冲穴、三阴交穴、委中穴等穴位进行指压，反复施术3~5分钟。

指压方法3

▶ 对症穴位

阳陵泉穴、悬钟穴、太冲穴。（阳陵泉穴请参照本书或本丛书其他图片。）

指压 手法

❶患者仰卧，伸直膝关节。在确定没有骨折的情况下，术者使用右手拇指对膝关节疼痛处指压3~5分钟。

❷对患侧阳陵泉穴、悬钟穴、太冲穴等穴位指压3~5分钟。

❸自上而下对患侧膝关节痛点处指压3~5分钟，以患者感到酸胀为度。

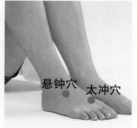

悬钟穴　太冲穴

指压方法4

▶ 对症穴位

阳陵泉穴、血海穴、内膝眼穴、足三里穴、三阴交穴。

指压 手法

❶患者取仰卧，伸直患侧下肢。术者站在患者右侧，对患膝部使用掌根揉法反复施术3～5分钟。

❷术者用双手从患者大腿前部、膝部到小腿，交替进行指压5～10分钟。

❸术者两手将患者膝关节两侧握住，双手拇指自髌骨下方至上方进行指压，反复施术3～5分钟。

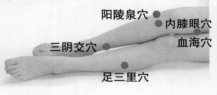

❹对患者阳陵泉穴、血海穴、内膝眼穴、足三里穴、三阴交穴等穴位指压3～5分钟。

● 温馨提示

避免在潮湿处睡卧，防止汗出当风，不要在出汗后即刻洗脚或是洗凉水浴，以防膝关节受到风、湿、寒的侵害。不要让膝关节负荷过重或是过于劳累。患者早期最关键的治疗措施是将关节稳定，坚持做双侧股四头肌收缩的静力训练，即取坐姿或是卧姿，伸直双下肢，将大腿前方肌肉群用力绷紧，持续10～20秒，然后放松5～10秒，再重复20～30遍。每日进行4～5次，坚持3周有效。或是坚持每日坐床边，将双脚悬空做前后迈动，如走路状，进行200～300次，再自我按摩双腿。关节疼痛、肿胀加重时应当休息。

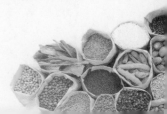

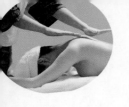

类风湿性关节炎

类风湿性关节炎是一种以关节病变为主要特征的慢性、全身性、免疫系统异常的疾病。早期有游走性的关节疼痛、肿胀和功能障碍，晚期则出现关节僵硬、畸形、肌肉萎缩和功能丧失。本病多发于青壮年人群，女性多于男性，起病缓慢，病变常从四肢远端的小关节开始，且左右基本对称；病程大多迁延多年，在进程中有多次缓解和复发交替的特点，有时缓解期可持续很长时间。传统医学认为，本病属中医"痹证"范畴。

症状

肢体关节疼痛，游走不定，发病初期肢节亦红亦肿，屈伸不利，或恶风，或恶寒，舌红，苔白微厚，脉弦紧。

指压方法

▶ 对症穴位

内膝眼穴、足三里穴、肩髃穴、天宗穴、肩井穴、肩髎穴。（除内膝眼穴、足三里穴，其他穴位请参照本书或本丛书其他图片。）

指压手法

患者取坐位，术者立于患者的外侧，令患者平卧或侧卧于床上，放松肢体肌肉。术者用揉法和点法在患关节周围揉推和点穴（特别是内膝眼穴、足三里穴、肩髃穴、天宗穴、肩井穴、肩髎穴位重点点穴）操作5分钟。术者用拇指分别沿着患关节周围肌群，如股二头肌、股四头肌、腓肠肌、三角肌、肱二头肌短头和冈下肌肌纤维走向的垂直方向弹拨8～10次，再用手掌按压10～15次。术者右手握患关节远端，左手固定患关节部，逐渐使之前屈、外展、后伸、内收，在患者疼痛能忍受的情况下，逐渐增大活动范围。术者用手拍打患关节部，然后牵拉其远端，有节奏地牵抖3～5次。

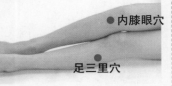

内膝眼穴

足三里穴

● 温馨提示

注意避免风寒和关节的保暖，平时可以自行热敷，配合推拿效果会更好。

腕关节痛

风湿、类风湿、劳累、外伤等各种原因都可造成腕关节痛，其中，腕关节肌腱炎、腕关节扭伤、腕管综合征、腕关节腱鞘囊肿、手舟骨骨折等是由于外伤所致的腕关节痛。易导致腕关节扭伤的运动有：冲击性的体育运动，如体操、举重、溜冰、滑板、足球、篮球等，容易造成腕关节急性损伤；而腕关节慢性损伤多是和上肢不正确的训练动作或负重运动有关系。

症状

以腕关节扭伤为例，其主要表现为：在相反的或是相应的受力部位发生肿胀，局部有肿胀、压痛，腕部酸痛无力。由于肌肉痉挛，腕关节的功能活动受限等。

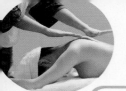

指压方法

▶ **对症穴位**

大陵穴、阳溪穴、内关穴、外关穴。

指压 手法

❶ 对大陵穴点揉1～2分钟。

❷ 对阳溪穴点揉1～2分钟。

❸ 先将拇指指端放在内关穴上，食指指端放在外关穴上，相对切按1～2分钟。

❹ 摇动腕关节。

每日进行1次治疗，1个疗程为5次。

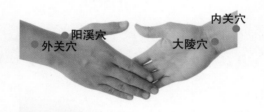

● **温馨提示**

❶ 急性期需制动休息，可采用热敷进行治疗。

❷ 对各指、腕屈伸以及前臂旋转活动进行练习，以防失用性肌萎缩与组织粘连。

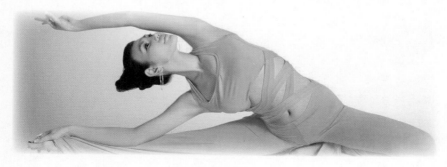

肩周炎

肩周炎又称肩关节周围炎，是肩关节周围软组织（关节囊、韧带等）的一种退行性炎性疾病。本病多发于50岁左右的中年人，故又称五十肩。早期以肩部疼痛为主，夜间加重，并伴有凉、僵硬的感觉；后期病变组织会有粘连，且会并发功能障碍。

症状

肩部疼痛，使肩背、颈项关节活动轻度受限，恶风畏寒，复感风寒则疼痛加剧，得温则痛减，或伴有头晕、耳鸣，舌淡红，苔薄白，脉浮紧。

指压方法

▶ 对症穴位

肩井穴、肩髃穴、秉风穴、天宗穴、肩贞穴。

指压手法

❶松解放松法。患者取坐位，术者站于患侧，用一手托住患者上臂使其微外展，另一手用揉法施术，重点在肩前部、三角肌及肩后部，揉约5分钟。同时配合患肢的被动外展、旋外和旋内活动，以缓解肌肉痉挛，促进粘连松解。

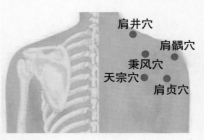

肩井穴
肩髃穴
秉风穴
天宗穴
肩贞穴

②解痉止痛法。接上述步骤，术者用点压、弹拨手法依次点压患者肩井、秉风、天宗、肩贞、肩髃各穴，以酸胀为度，每穴约1分钟，对有粘连部位或痛点施弹拨手法，以解痉止痛，剥离粘连。

踝关节扭伤

踝关节扭伤是指踝关节过度内翻或外翻，或突然跖屈，造成踝关节周围软组织扭伤，临床以外踝部韧带损伤多见。本病多因行、走、跑、跳、蹬、踢等运动姿势不当或遇地面障碍闪让不及所造成。急性损伤会立即出现疼痛、肿胀、活动受限、行走困难等症状；日久劳损或外伤后遗症也可引发疼痛。

症状

踝关节部位红肿、发热、疼痛剧烈，活动明显受限，行走困难，发病前多有外伤史，舌暗，可见瘀点，苔白，脉弦涩。

指压方法

▶ 对症穴位

解溪穴、太冲穴。

指压 手法

①踝关节外侧韧带扭伤

（1）患者取侧卧，伤肢在上，助手用双手握住患者伤侧小腿下端，固定肢体，术者用双手相对拿住患者患足，

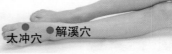

太冲穴　　解溪穴

两手拇指按住患者外侧伤处，环转摇晃踝关节后，用力将患者足跖屈

并内翻位拔伸，然后将患者足外翻，拇指在伤处进行戳按。

（2）患者取正坐，术者坐其对面，术者用一手由外侧握住患者足跟部，拇指按压于患者伤处，另一手握住患者足跖部，做踝关节环转摇法，在拔伸状态下将患者足跖屈后背伸，按压伤处的拇指则用力向下戳按。

②踝关节内侧韧带扭伤

（1）患者取侧卧，伤肢在下，助手用双手握住患者伤侧小腿下端，固定肢体，术者用双手相对拿住患足，两手拇指按住患者内侧伤处，环转摇晃患者踝关节后，用力将患者足外翻位拔伸，然后将足内翻，拇指在伤处进行戳按。

（2）患者取正坐，术者坐其对面，用一手由内侧握住患者足跟部，拇指按压于伤处，另一手握住患者足跖部，做踝关节环转摇法，在拔伸状态下将患者足内翻后背伸，按压伤处的拇指则用力向下戳按。按压好后，再揉按解溪穴、太冲穴各1~2分钟。

● 温馨提示

❶如果踝关节韧带损伤轻，可用绷带或胶布将踝关节固定于韧带松弛部位，即外侧副韧带损伤将足外翻位固定。韧带撕裂严重者，也可采用石膏托按上述方法固定，约3周拆除外固定即可。

❷外固定期间，应该练习足趾的屈伸活动和小腿肌肉的收缩活动。拆除外固定后，要逐渐练习踝关节的内翻、外翻及跖屈、背伸活动，以预防粘连，恢复踝关节的功能。

❸注意踝部保暖，避免重复扭伤。

足跟痛

足跟痛症多见于中老年人，轻者走路、久站才出现疼痛，重者足跟肿胀，不能站立和行走，平卧时亦有持续酸胀或针刺样、灼热样疼痛，疼痛甚至牵涉及小腿后侧。病因与骨质增生、跗骨窦内软组织劳损、跟骨静脉压增高等因素有关。对骨质增生者，治疗虽不能消除骨刺，但通过消除骨刺周围软组织的无菌性炎症，疼痛同样可以消除。

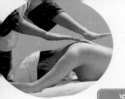

症状

　　足跟部肿胀、持续疼痛不能缓解，不能站立、行走，休息时候疼痛不能明显缓解，舌暗，可见瘀点，苔白，脉弦涩。

指压方法

▶ 对症穴位

　　三阴交穴、阴陵泉穴、太溪穴、照海穴、然谷穴、昆仑穴、仆参穴。（昆仑穴、仆参穴请参照本书或本丛书其他图片。）

指压 手法

　　❶跟骨下止点滑囊炎。患者仰卧于床上，患肢膝关节屈曲60度，术者一手拿住患足做背屈固定，使跟腱紧张，另一手用小鱼际处对准患足滑囊用力侧击。手法的作用是促进局部血液循环，消肿止痛，或使滑囊破裂、液体吸收。

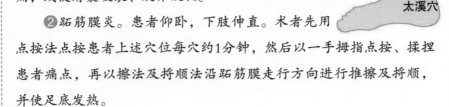

　　❷跖筋膜炎。患者仰卧，下肢伸直。术者先用点按法点按患者上述穴位每穴约1分钟，然后以一手拇指点按、揉捏患者痛点，再以擦法及捋顺法沿跖筋膜走行方向进行推擦及捋顺，并使足底发热。

● 温馨提示

　　❶跖筋膜炎患者在急性期应注意适当休息，减少负重，控制剧烈运动。症状缓解后，逐渐进行足底部肌肉的收缩锻炼，以增强足底部的肌力。

　　❷注意局部保暖，避免寒冷刺激。

痔疮

痔疮是指直肠下端黏膜和肛管远侧端皮下的静脉曲张团块，呈半球状隆起的肉球，发生在肛门齿线以上的叫内痔，肛门齿线以下的叫外痔，内外均有的为混合痔。外痔在肛门边常有增生的皮瓣，发炎时疼痛；内痔便后可见出血，颜色鲜红，附在粪便外部；痔核可出现肿胀、疼痛、瘙痒、流水、出血等，大便时会脱出肛门。

症状

饮食不节，喜食辛辣食物，胃中灼热，便后出血，血色鲜红，肛门发痒，大便不畅，全身症状不明显，舌红，苔黄腻，脉滑数。

指压方法

▶ 对症穴位

二白穴、孔最穴、中脘穴、气海穴、天枢穴、神阙穴、足三里穴、会阴穴、肺俞穴、肾俞穴、大肠俞穴、八髎穴、龟尾穴。（天枢穴、足三里穴、会阴穴、肺俞穴、龟尾穴请参照本书或本丛书其他图片。）

指压 手法

❶患者取仰卧位，术者点揉患者二白、孔最两穴位各1分钟，一指禅点中脘穴、气海穴、天枢穴各1分钟，用掌按揉神阙穴3分钟，顺时针摩腹3分钟，食指、中指、无名指齐压脐上1分钟。术者双手中指同时点揉患者足三里穴2分钟，嘱患者回家自己点揉会阴穴3分钟（需辅导患者正确取会阴穴及点揉手法）。

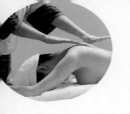

❷患者俯卧，术者用推法和掖法操作于患者足太阳膀胱经3分钟，按压督脉1分钟，点拨肺俞穴、肾俞穴、大肠俞穴、八髎穴各1分钟，擦八髎穴5分钟至局部灼热发红，揉龟尾穴3分钟，一点一放长强穴3分钟。

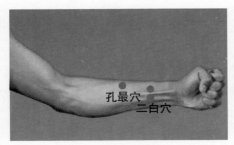

孔最穴
三白穴

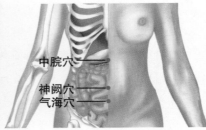

中脘穴
神阙穴
气海穴

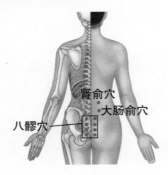

肾俞穴
大肠俞穴
八髎穴

●温馨提示

❶排便时不要长时间憋气使劲；感觉有便意就上厕所，争取3分钟内上完；改变导致便秘和腹泻的饮食习惯；排便后轻轻擦拭肛周，有条件最好冲洗干净；活动身体，减少臀部的负担；远离酒精和刺激物。

❷饮食上应该以清淡为主，忌食辛辣刺激食物。

第六章 常见妇科疾病的指压疗法

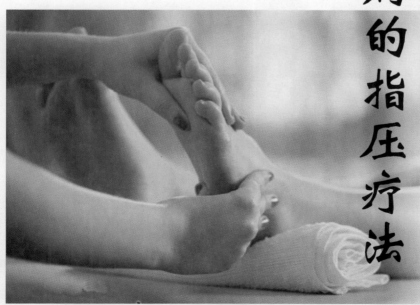

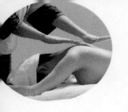

乳腺增生

在女性乳房疾病中，乳腺增生最为常见，在青春期以后的所有年龄层都有可能发生，事实上，乳腺增生既非肿瘤，也非炎症，而是乳腺正常组织结构发生的紊乱。

症状

乳房胀痛及乳内肿块是本病的主要临床表现。乳房胀痛经常表现为单侧或是双侧乳房触痛或者胀痛，经前期发生或者加重，经后减轻或者消失；乳房肿块可为多发性，单侧或是双侧性，质地和大小经常随月经而呈现出周期性变化，月经前期质地较硬，肿块增大，月经结束后质韧而不硬，肿块缩小，扪查的时候可以触到肿块呈节结构，大小各异，和周围组织间的界线不明显。大多会出现触痛，与皮肤及深部组织没有粘连，可以被推动，腋窝淋巴结没有肿大。

乳腺增生症隶属于中医"乳癖"。中医认为，肝肾、冲任两脉和乳房的关系最为密切。肝郁气滞、情志内伤对乳癖的发病具有重要的影响。此外，肝肾不足、冲任失调也是乳癖发病的重要因素。

指压方法

▶ 对症穴位

三阴交穴、足三里穴、涌泉穴、太冲穴、丰隆穴、足部，肾反射区、输尿管反射区、膀胱反射区、肾上腺反射区、腹部淋巴结反射区、肝反射区、乳房反射区、生殖腺反射区、胸部淋巴结反射区。（这些位置请参照本书或本丛书其他图片。）

指压 手法

❶按照顺序对三阴交穴、足三里穴、涌泉穴、太冲穴、丰隆穴进行按压，每个穴位按压50～100次。

❷分别揉肝反射区、乳房反射区、生殖腺反射区、胸部淋巴结反射区各100次，直至局部有胀痛感。

❸沿足趾至足跟方向对膀胱反射区、输尿管反射区进行推按，每分钟30～50次，共100次。

❹分别按肾反射区、输尿管反射区、肾上腺反射区、腹部淋巴结反射区100次，直到局部有胀痛感为止。

❺将膀胱反射区点按100次，直至局部有胀痛感。

● 温馨提示

乳腺增生患者若同时患有妇科疾病，务必积极进行诊治，要按照医生的指示采取药物或者其他疗法。在日常生活当中，乳腺增生患者要确保生活富有规律性，并保证饮食结构的合理性，避免肥胖，少食动物脂肪、甜食、油炸食品以及避免过多进食滋补食品，要多食水果与蔬菜，多吃粗粮，最好是多吃黄豆、黑豆，以及蘑菇、黑木耳、核桃、黑芝麻；也要使乳房保持清洁，常用温水进行清洗；对乳房肿块的变化加以观察，定期检查；严禁滥用避孕药和含有雌激素的美容用品；避免人流；产妇要多喂奶。

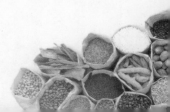

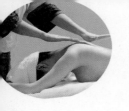

崩漏

崩漏是指妇女不规则的阴道出血，并且淋漓不断，或不在月经期内阴道大出血。现代医学认为，崩漏是多种妇科疾病所表现的共有症状，如功能性子宫出血及女性生殖器炎症、肿瘤等所引发的阴道出血，都属于中医"崩漏"范畴。一般可以分为血热、血瘀及脾虚三型。

一、血热

症状

经血不按月经正常时间而下，量多，或淋漓不净，色深红或紫红，质地黏稠，口渴喜饮水，自觉胸中烦热，或有发热，小便黄或大便干结，舌红，苔黄腻，脉洪数或滑数。

指压方法

➡ 对症穴位

三阴交穴、血海穴、膈俞穴、大敦穴、行间穴、期门穴。

指压 手法

术者以拇指指腹点按施术于患者三阴交穴、血海穴、膈俞穴，每穴操作3~5分钟，以患者有酸胀、温热感为度，再以同法在大敦穴、行间穴、期门穴操作，力度以患者有胀感为度。

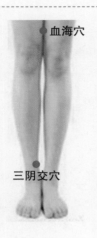
血海穴

三阴交穴

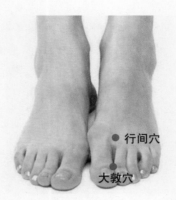
行间穴

大敦穴

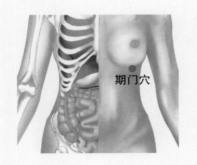
期门穴

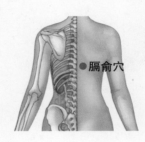
膈俞穴

二、血瘀

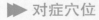
症状

> 经血不按月经正常时间而下，时来时止或淋漓不净，或很久未按时来月经，又突然下血，且量多，继而一直淋漓不断，色紫暗有血块，下腹部有下坠、胀痛的感觉。舌紫暗，或见瘀点，苔薄白，脉涩。

指压方法

▶ 对症穴位

三阴交穴、血海穴、膈俞穴、合谷穴、太冲穴。

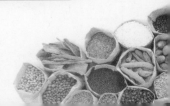

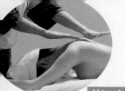

指压 手法

  患者仰卧位，术者以拇指指腹点按施术于患者三阴交穴、血海穴、膈俞穴，每穴操作3～5分钟，以患者有酸胀、温热感为度，再以同法在合谷穴、太冲穴操作，力度以患者有胀感为度。

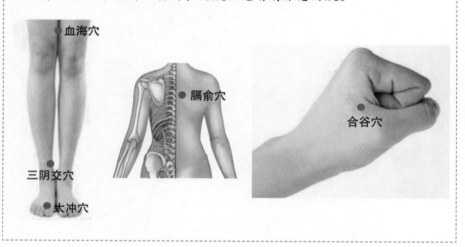

三、脾虚

症状

  经血不按月经正常时间而下，量多，甚至淋漓不断，血色淡而质薄，自觉吸气不够，精神疲倦，面色苍白，或面部、肢体有浮肿，手足不温，或饮食胃口差，舌淡红，苔薄白，脉缓弱或沉弱。

指压方法

▶ **对症穴位**

  三阴交穴、血海穴、膈俞穴、脾俞穴、足三里穴、气海穴、命门穴。

指压 手法

　　术者以拇指指腹点按施术于患者三阴交穴、血海穴、膈俞穴，每穴操作3～5分钟，以患者有酸胀、温热感为度。横擦背部脾俞穴，以透热为度。按揉足三里穴，操作2～3分钟。掌振气海穴，以患者全腹有温热感为佳。点揉命门穴，操作2～3分钟。

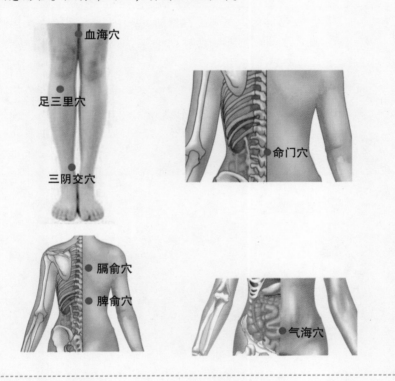

血海穴
足三里穴
三阴交穴
命门穴
膈俞穴
脾俞穴
气海穴

●温馨提示

　　大出血时应住院治疗，血止出院后也需继续调治，直至恢复正常月经周期，才能防止复发。

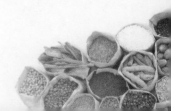

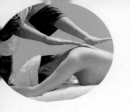

带下

白带是正常妇女阴道内流出的少量白色或淡黄色、无臭味的分泌物。若在经期、排卵期或妊娠期白带增多，是妇女正常的生理现象。如果妇女阴道分泌物增多，且连绵不断，色黄、色红、带血，或黏稠如脓，或清稀如水，气味腥臭，就是带下。带下患者常伴有心烦，口干，头晕，腰部酸痛，下腹部有下坠或胀痛感，阴部瘙痒，小便少、颜色黄，全身乏力等症状。一般分为下焦虚寒和湿毒内蕴两型。

一、下焦虚寒

症状

白带量多，色白或淡黄，质稀薄，或如鼻涕，如唾液样，无臭味，面色苍白或面带黄色、无光泽，神疲乏力，食少，腹胀，便稀薄，舌淡，苔薄白腻，脉缓弱。

指压方法

▶ 对症穴位

带脉穴、关元穴、三阴交穴、白环俞穴、脾俞穴、足三里穴。

指压手法

术者以拇指点按患者带脉穴、三阴交穴、足三里穴，操作2～3分钟，以患者有酸胀感为度。以手掌掌面横擦脾俞穴、白环俞穴，以患者有温热感为度。掌振法施术于关元穴，操作2分钟。

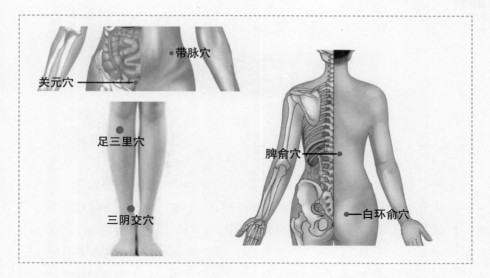

带脉穴

关元穴

足三里穴

三阴交穴

脾俞穴

白环俞穴

二、湿毒内蕴

症状

带下量多，色黄或黄绿如脓，或带血，浑浊如淘米水，有臭秽气味，阴部瘙痒，下腹部隐隐作痛，小便少且黄，口苦咽干，舌红，苔黄腻，脉滑数。

指压方法

▶ **对症穴位**

带脉穴、关元穴、三阴交穴、白环俞穴、中极穴、次髎穴。（中极穴、次髎穴请参照本书或本丛书其他图片。）

指压手法

术者以拇指指腹点按患者带脉穴、三阴交穴，以患者有酸胀感为度，横擦背部白环俞穴、次髎穴，以患者有温热感为度，再以掌根揉按2～3分钟，用掌根在关元穴、中极穴施行振法，以患者腹部有温热感为佳。

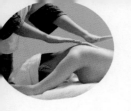

月经不调

月经不调是指月经的周期、月经期的时间长短、月经的颜色、月经的多少、月经的质地等发生异常改变的一种妇科常见疾病。临床表现为月经时间的提前或延后、量或多或少、颜色或鲜红或淡红、经质或清稀或赤稠，并伴有头晕、心跳加快、心胸烦闷、容易发怒、夜晚睡眠不好、下腹部胀满、腰酸腰痛、精神疲倦等症状。大多数患者都是由于体质虚弱、内分泌失调所致。一般分为肾虚、气滞血瘀、血热三型。

一、肾虚

症状

月经周期先后无定，量少，色淡红或暗红，经质清稀。腰膝酸软，足跟痛，头晕，耳鸣，或下腹部自觉发冷，或夜尿较多，舌色淡，苔薄白，脉沉细无力。

指压方法

▶ 对症穴位

关元穴、气海穴、中极穴、脾俞穴、肝俞穴、肾俞穴、三阴交穴。

指压 手法

患者取仰卧位，术者坐于患者右侧。术者先用揉法揉患者气海穴、关元穴、中极穴等穴位，每穴约1分钟，以得气为度；然后用摩法以顺时针方向摩下腹部，时间6～8分钟。术者用双拇指按揉患者三阴交穴1分钟左右，以患者有酸胀感为度。患者取俯卧位，术者用一指禅推法施术于患者背部两侧膀胱经，重点在脾俞穴、肝俞穴、肾俞穴等穴位，时间为3～5分钟；然后用按揉法揉脾俞穴、肝俞穴、肾俞穴等穴位，每穴约1分钟，以得气为度。

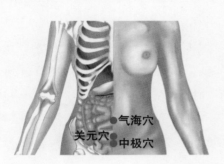

气海穴

关元穴 中极穴

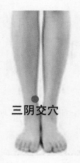

三阴交穴

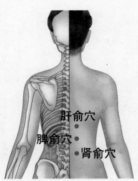

肝俞穴

脾俞穴

肾俞穴

二、气滞血瘀

症状

　　月经或提前或延后，经量或多或少，颜色紫红，有血块，月经过程不顺利；或伴下腹部疼痛，怕按；或有胁肋部、乳房、下腹部等胀痛，胸部不适，舌暗，可见瘀点，苔白，脉弦涩。

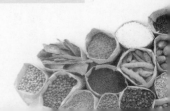

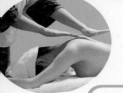

指压方法

▶ **对症穴位**

章门穴、期门穴、膈俞穴、肝俞穴、肾俞穴、命门穴、神阙穴。

指压手法

患者取仰卧位，术者用掌按法施术于患者神阙穴，持续按压3~5分钟，使患者下腹部出现发热感。患者取俯卧位，术者用掌擦法施术于背部督脉和肾俞穴、命门穴部位，反复摩擦1~2分钟，以皮肤透热为度；用拇指按揉法施术于章门穴、期门穴约2分钟；用拇指按揉膈俞穴、肝俞穴，操作3~5分钟。

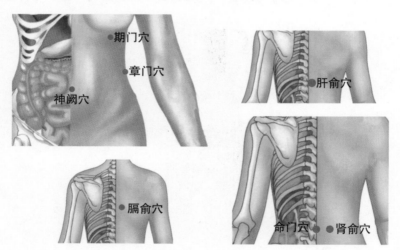

三、血热

症状

月经提前，量多，颜色深红或紫，质稠黏，有血块；伴心胸烦闷、容易发怒，面色发红，口干，小便短黄，大便秘结，舌红，苔黄，脉数。

指压方法

▶ 对症穴位

大敦穴、行间穴、隐白穴、三阴交穴、解溪穴、血海穴、肝俞穴、胃俞穴、大肠俞穴。

指压 手法

患者取仰卧位，术者用拇指按揉患者大敦穴、行间穴、隐白穴、三阴交穴、解溪穴、血海穴等穴位，每穴操作约1分钟，以得气为度。患者取俯卧位，术者用拇指或食指、中指按揉患者肝俞穴、胃俞穴、大肠俞穴，操作3～5分钟。

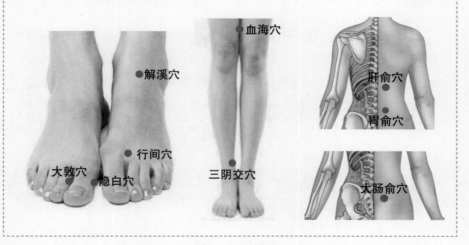

血海穴 解溪穴 行间穴 大敦穴 隐白穴 三阴交穴 肝俞穴 胃俞穴 大肠俞穴

● 温馨提示

❶操作时动作宜和缓从容，循序渐进，切忌动作粗暴，急于求成。

❷推拿宜在经期前后进行。注意调节饮食，避免暴饮暴食，或过食肥甘厚味、生冷寒凉、辛辣之品。

❸保持情绪舒畅，避免情志过激扰及冲任而发本病。

❹注意休息，不宜过度疲劳或剧烈运动。避免房劳过度。

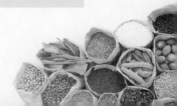

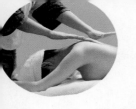

功能失调性子宫出血

功能失调性子宫出血简称功血，即因为卵巢功能失调而引起的子宫出血。现代医学认为，机体受内外因素（比如精神过于紧张、环境与气候的改变、代谢紊乱或者营养不良等）所影响，可以通过大脑皮质干涉正常的生理功能，进而对子宫内膜产生影响，造成功能失调性子宫出血。本病与中医所谓"崩"的范畴相当。

症状

症状的表现包括月经周期没有规律性，经期延长，经量过多，甚至出现阴道不规则流血现象等。本病有两种类型，即无排卵型功血及有排卵型功血，其中无排卵型功血为排卵功能出现了障碍，经常在青春期与更年期发生；有排卵型功血是黄体功能失调，在育龄期妇女中多有发生。

指压方法1

▶ 对症穴位

中极穴。

指压 手法

食指或者拇指指腹用重力对中极穴进行扣按，每10秒放松1次。反复扣按2～3分钟，以局部有酸胀感为度。

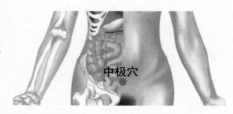

中极穴

指压方法2

▶ 对症穴位

关元穴、子宫穴、血海穴。

指压 手法

关元、子宫、血海三穴的治疗方法与中极穴相同。

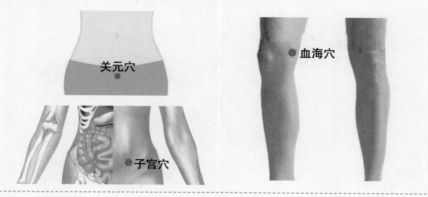

关元穴

子宫穴

血海穴

指压方法3

▶ 对症穴位

合谷穴。

指压 手法

拇指指端用重力对合谷穴进行捏按，每10秒放松1次。反复捏按2～3分钟，以局部有较强烈酸胀感为度。

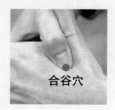

合谷穴

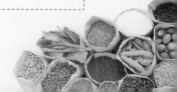

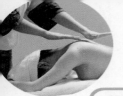

指压方法4

▶ 对症穴位

　　太冲穴。

指压 手法

　　拇指指端用重力对太冲穴加以捏按，每10秒放松1次。反复捏按2～3分钟，以局部有较强烈酸胀感为度。

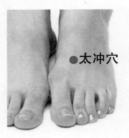

●太冲穴

指压方法5

▶ 对症穴位

　　三阴交穴。

指压 手法

　　拇指指腹用重力对三阴交穴进行扣按，每10秒放松1次。反复扣按3～5分钟，以局部有较明显酸胀感为度。

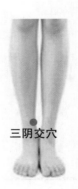

三阴交穴

产后腹痛

产妇在分娩后由于子宫收缩而引起的腹痛叫作产后腹痛。临床症状是产后1～2天出现腹痛，3～4天自行消失。重症患者持续时间较长，哺乳时腹痛明显，同时子宫变硬，恶露增加。一般分为血虚、血瘀两型。

一、血虚

症状

产后下腹部隐隐作痛，喜按喜揉下腹部，恶露量较少，色淡质稀。头晕眼花，自觉时有心跳加快，容易受惊，大便秘结，舌淡红，苔薄白，脉虚细。

指压方法

▶ 对症穴位

中脘穴、气海穴、关元穴、神阙穴、百会穴、神庭穴、内关穴、劳宫穴、太冲穴。

指压 手法

患者取仰卧位，两下肢微屈，术者立于一侧，用一指禅推法或按揉法沿患者中脘穴、气海穴、关元穴操作，约5分钟，然后重点在下腹部神阙穴附近进行摩腹、揉脐10分钟。点按患者百会穴、神庭穴、内关穴、劳宫穴、太冲穴各半分钟。轻叩患者脊柱两侧及腰骶部。

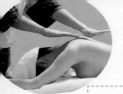

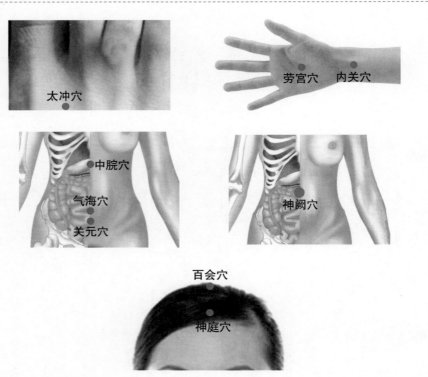

二、血瘀

症状

产后下腹部刺痛，怕按，恶露量少，流出不畅，色紫暗有血凝块，面色青白，或伴胸胁胀痛，舌紫暗，或见瘀点，苔白滑，脉沉紧或弦涩。

指压方法

▶ 对症穴位

中脘穴、气海穴、关元穴、神阙穴、百会穴、府舍穴、归来穴、阴陵泉穴、地机穴、丘墟穴、气冲穴。

指压 手法

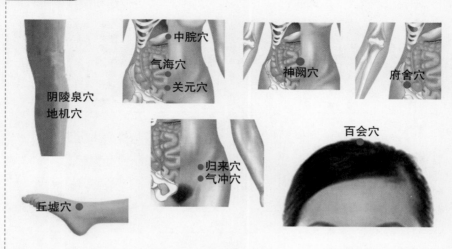

　　患者取仰卧位，两下肢微屈，术者立于一侧，用一指禅推法或按揉法沿患者中脘穴、气海穴、关元穴操作，约5分钟，然后重点在下腹部神阙穴附近进行摩腹、揉脐10分钟。按揉患者百会穴、府舍穴、归来穴、阴陵泉穴、地机穴、丘墟穴、气冲穴各半分钟。掌振患者下腹部约2分钟。

● 温馨提示

　　❶产后腹痛临床并不少见，因其有自愈倾向，所以没有引起足够重视。但因其在产褥期间发病，多影响婴儿的喂养及母亲的身体恢复，迁延日久引起身体素质下降，引发其他疾病，故应该引起重视。

　　❷治疗上主要以对症治疗为主。指压疗法治疗疗效佳，方便易行。

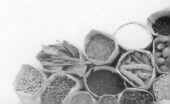

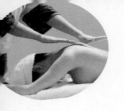

产后身痛

产后身痛是由产后失血耗气、体虚未复，或是瘀血排出不畅，或是邪气乘虚入侵肌肤、经络、关节，造成气血阻滞而引起的。本病虽然和痹证有相同之处，但是病出现在产后，和产褥生理关系密切，所以和痹证同中有异。

症状

产褥期间，妇女会出现肢体关节疼痛，或者伴有麻木、重着感，如果及时扶正祛邪，就能治愈，但是气阻日久，经常迁延到产褥期后，湿聚成痰，痰阻经络，导致经脉气血的阻滞加剧，或是造成关节肿胀、难以屈伸，或是引起肌肉失养而瘦削，则为难愈病症。

指压方法

▶ 对症穴位

次髎穴、风市穴、足三里穴、悬钟穴、膈俞穴。

指压 手法

❶患者俯卧。术者用拇指指端或者螺纹面着力对次髎穴按压揉动3分钟左右，直到患者有酸胀感为止。

❷患者仰卧。术者用拇指指端着力对大腿外侧中间风市穴按压揉动3分钟，直到患者有酸胀感为止。

❸患者仰卧。术者用拇指指端着力对足三里穴按压揉动3分钟左右，直到患者有酸胀感为止。

❹患者仰卧。术者用拇指指端或者螺纹面着力对悬钟穴按压揉动3分钟左右，直到患者有酸胀感为止。

❺患者俯卧。术者用拇指指端或是螺纹面着力对膈俞穴按压揉动3分钟左右，直到患者有酸胀感为止。

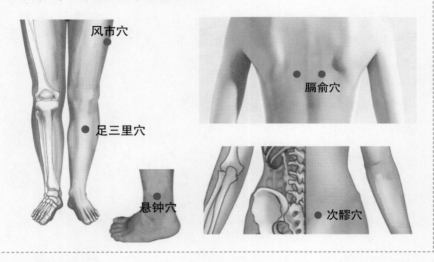

风市穴
足三里穴
悬钟穴
膈俞穴
次髎穴

产后便秘

现代医学认为产褥期间卧床较多，运动缺乏，腹肌和盆底肌出现内松弛，肠蠕动减弱，容易造成便秘。中医认为，产后阴虚火燥或是血虚津亏，造成肠道失于濡润，大便燥结难解，也可能因为产后气虚、大肠失于传递而数日不能解便。

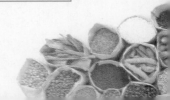

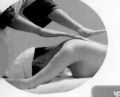

症状

产后饮食正常，数天没有排便或是排便的时候干燥疼痛、很难解出。

指压方法

▶▶ 对症穴位

大横穴、天枢穴、委中穴、承山穴。

指压 手法

①患者取仰卧。术者以掌根揉，在其下腹部按顺时针方向施术3～5分钟。

②紧接上法，术者对其大横穴、天枢穴指压3～5分钟，用力由轻到重。

③患者取俯卧。术者沿其脊柱由上而下以双手揉法施术3～5分钟。

④术者在委中穴、承山穴以指压法反复施术3～5分钟。

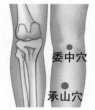

委中穴

承山穴

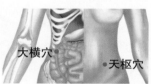

大横穴

天枢穴

产后缺乳

产后缺乳是指妇女产后乳汁分泌量少或无，不能满足婴儿的需要。现代医学认为，产后缺乳与孕前、孕期乳腺发育不良，或产妇体质虚弱，或分娩出血过多，或哺乳方法不对，或产妇过度疲劳，或产后情志失调等因素有关。一般将其分为气血虚弱、肝郁气滞两型。

一、气血虚弱

产后乳汁少甚至全无，乳汁稀薄，乳房柔软无胀感。面色无光泽，容易疲劳，饮食量少，时有不自主心跳加快，自觉吸气不够，舌淡，苔薄白，脉细弱。

指压方法

▶ 对症穴位

乳根穴、天溪穴、食窦穴、屋翳穴、膺窗穴、中脘穴、气海穴、关元穴、肝俞穴、脾俞穴、胃俞穴。

指压 手法

患者取仰卧位，术者坐其右侧，用揉摩法施于患者乳房及周围的乳根、天溪、食窦、屋翳、膺窗五穴，约10分钟；然后手掌轻按乳房上部或对两侧施以振法2分钟，按揉中脘穴、气海穴、关元穴，每穴2~3分钟；接着用顺时针揉摩法施于胃脘部及下腹部，分别为5分钟。患者俯卧，术者坐或立于其体侧，用一指禅推法或拇指按揉法施于患者肝俞穴、脾俞穴、胃俞穴，每穴2分钟，然后用小鱼际擦法擦背部督脉和背部膀胱经第一、第二侧线，以透热为度，捏脊7~10遍。

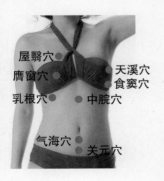

屋翳穴
膺窗穴　　天溪穴
乳根穴　　食窦穴
　　中脘穴
气海穴
关元穴

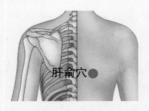

肝俞穴

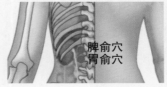

脾俞穴
胃俞穴

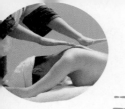

二、肝郁气滞

症状

　　产后乳汁少、浓稠，或乳汁不下，乳房胀满而痛，胸胁胀满，郁闷不适，食欲下降，或身有微热，舌淡，苔薄黄，脉细弦或弦数。

指压方法

▶ **对症穴位**

　　乳根穴、天溪穴、食窦穴、屋翳穴、膺窗穴、中脘穴、气海穴、关元穴、肝俞穴、脾俞穴、胃俞穴、阳陵泉穴、悬钟穴、三阴交穴、行间穴、太冲穴、涌泉穴、八髎穴。（除阳陵泉穴、悬钟穴、三阴交穴、行间穴、太冲穴，其他穴位请参照本书或本丛书其他图片。）

指压 手法

　　患者取仰卧位，术者坐其右侧，用揉摩法施于患者乳房及周围的乳根穴、天溪穴、食窦穴、屋翳穴、膺窗穴，约10分钟；然后手掌轻按乳房上部或对两侧施以振法2分钟，按揉中脘穴、气海穴、关元穴，每穴2~3分钟，接着用顺时针揉摩法施于胃脘部及下腹部，分别为5分钟。患者取俯卧位，术者坐或立于其体侧，用拇指按揉法施于患者肝俞穴、脾俞穴、胃俞穴，每穴2分钟，然后用小鱼际擦法擦背部督脉和背部膀胱经第一、第二侧线，以透热为度；按揉患者肝俞穴、阳陵泉穴、悬钟穴、三阴交穴、行间穴、太冲穴各半分钟；搓擦患者涌泉穴，横擦八髎穴，以透热为度。

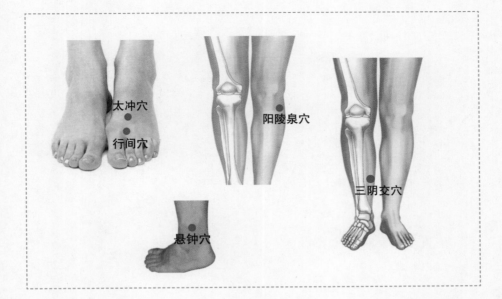

太冲穴

行间穴

阳陵泉穴

三阴交穴

悬钟穴

● 温馨提示

❶由于精神因素是引起缺乳的一个主要原因，故保持心情愉快、避免精神刺激是纠正缺乳的重要方面。

❷在饮食方面要多食易消化、营养丰富和含钙较多的食物，如鱼、肝、骨头汤、牛奶、羊奶等。如体质虚弱、神情疲惫，可以辨证服用中药治疗。

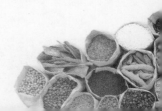

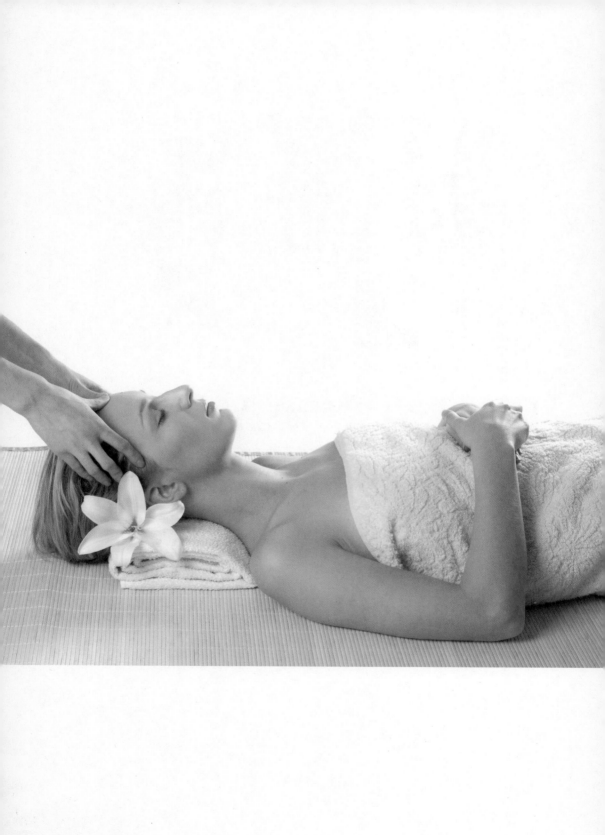

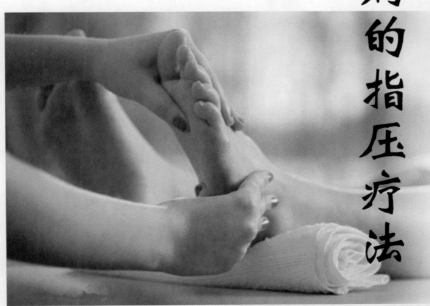

第七章

常见儿科疾病的指压疗法

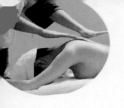

小儿消化不良

小儿消化不良也叫伤食、积滞，多数是由饮食不节，或者过食肥甘、不洁的食物，内伤饮食，停滞中脘，气滞不行，积而不消引起的。

症状

小儿消化不良的症状主要包括食欲下降、厌食、饮食不化、呕吐酸馊、腹满胀痛、粪便腥臭，泻前哭闹，泻后痛减，苔厚或垢腻，脉滑。

指压方法

▶ 对症穴位

三焦俞穴、脾俞穴、胃俞穴、中脘穴。

指压 手法

❶用指腹对双侧三焦俞穴进行按压，同时配合抖动震颤，每穴3～5分钟。

❷用指腹对双侧脾俞穴进行按压，同时配合抖动震颤，每穴3～5分钟。

❸用指腹对双侧胃俞穴进行按压，同时配合抖动震颤，每穴3～5分钟。

❹用指腹按压中脘穴3～5分钟，同时配合抖动震颤。每日1次，10次为1个疗程。

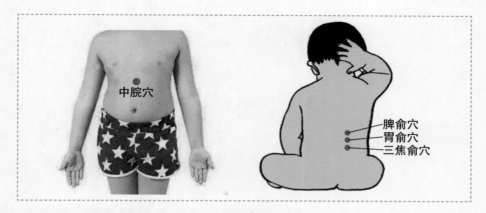

中脘穴

脾俞穴
胃俞穴
三焦俞穴

● 温馨提示

　　用穴位指压疗法治疗本病效果显著。治疗后要进行合理的营养指导，或是参考育儿保健相关的书籍。小儿出现寄生虫病、营养不良、生长发育缓慢，可以配合该法进行辅助治疗。

小儿支气管炎

　　小儿支气管炎是指因支气管感染病毒、细菌，或是受化学、物理因素刺激和过敏等导致的炎症，属于儿科常见的呼吸道疾患。

症状

　　小儿支气管炎的主要表现症状是咳嗽，肺部听诊时可以听到粗糙的呼吸音。白细胞分类大多没有明显改变，肺部X线只出现肺纹理增粗或者没有异常。在中医学中，小儿支气管炎与小儿咳嗽病的范畴相当。

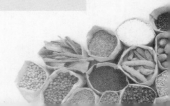

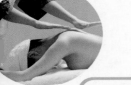

指压方法1

▶ 对症穴位

膻中穴、肺俞穴、尺泽穴、风池穴。

指压 手法

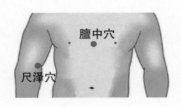
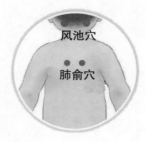

❶用拇指指腹轻轻对膻中穴揉按2～3分钟。

❷拇指指腹以中等力量对肺俞穴进行扣按，每10秒放松1次，反复扣按1～2分钟。

❸拇指指端以中等力量对尺泽穴进行捏按，每10秒放松1次，反复捏按1分钟。

❹拇指、食指指腹同时分别对双侧风池穴揉按2～3分钟。

指压方法2

▶ 对症穴位

天突穴、攒竹穴、肺俞穴。

指压 手法

❶患儿取坐姿。术者的一只手将患儿的左手拇指握住，另一只手放在患儿拇指螺纹面，自指尖向指根进行1分钟的旋推。换右手拇指也是如此。

❷患儿取坐姿。术者的一只手将患儿右手掌握住，另一只手用拇指的外侧缘放在患儿无名指末节螺纹面，自指尖向指根，反复直推1分钟。换左手无名指也是如此。

❸患儿取坐姿。术者用一手中指指端放在其天突穴上，按顺时针方向旋转揉动1分钟。

❹患儿取坐姿。术者用两手拇指螺纹面放在其攒竹穴上，同时着力往上直推1分钟。

❺患儿取坐姿。术者坐在其背后，两手拇指指端同时着力，分别对其两侧第三胸椎棘突下旁开1.5寸处的肺俞穴点按1分钟左右。

❻患儿俯卧，把裤子推至尾骨下缘，上衣撩到第七颈椎。术者站在一侧，两手自然弯曲成空拳，拇指在拳眼上面伸张，食指与中指横及尾骨相抵，两手交替沿脊柱往上推进。同时两手的拇指轻轻提起皮肤，边捏边推，推到第七颈椎停止，这样反复进行3遍，在推捏时，每推捏3次，就要上提1次，以脊背皮肤出现微红为度。

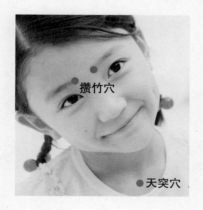

攒竹穴

●天突穴

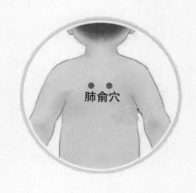

肺俞穴

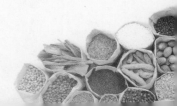

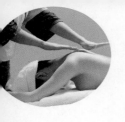

小儿感冒

　　小儿感冒属于一种最常见的多发病，是因细菌或是病毒感染等所致。

　　中医认为，小儿感冒主要是由风寒、风热引起的。因为小儿体质娇弱，御邪能力差，如果寒热失调，风热、风寒就会侵袭肺部，令肺气失于宣达，所以出现鼻塞、流涕、咳嗽；令气血失调，所以出现发热恶寒、微汗或者无汗。小儿阳气偏盛，感受外邪后极易化热，因此在外感表证时，经常会兼具内热症状；如果小儿素有内热，又感外邪，表邪外来，内热不能发散，积聚于里，那么内热症状就会更加明显。

症状

　　本病临床症状主要包括鼻、咽、喉的急性炎症和发热、流涕、咳嗽等。小儿形气不足，卫气不固，易感外邪，故而经常出现本病。本病明显的特征为发热，且常为高热，甚则发生抽风。

指压方法

▶ 对症穴位

　　风池穴、曲池穴、天突穴、合谷穴、肩井穴、攒竹穴、坎宫穴、太阳穴、印堂穴。

指压 手法

❶将以上穴位各按揉50～100次。

❷对风池穴、肩井穴、天突穴等穴位进行拿捏，力度务必适中。

❸对印堂穴、太阳穴、合谷穴进行按揉，继而分抹前额部并对上背部按揉10～15次。

❹用双手拇指螺纹面交替对攒竹穴进行按揉，连续按揉50～100次。

❺用双手拇指螺纹面交替对太阳穴按揉100次。

❻用双手拇指对天突穴进行50～100次的按揉。

❼用双手拇指从眉心向眉梢推坎宫穴30～50次。

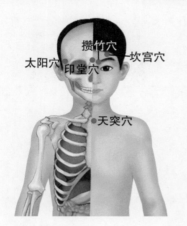
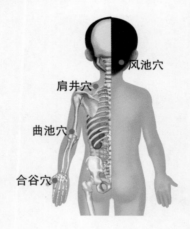

●温馨提示

如果宝宝感冒了，采取正确的方法对其进行护理十分重要。

❶务必确保宝宝休息好，不要过于贪玩熬夜。这是因为只有休息的时间充足，才有可能缩短病程并减少并发症。

❷对于发热的宝宝，其饮食必须清淡、容易消化。另外，也要多让宝宝喝些白开水，吃新鲜的水果和蔬菜，这样才能使大便通畅，尿量正常。

❸每次出汗后，要及时为宝宝换上干爽的内衣。另外，要对室内的空气加以注意。空气新鲜、湿度适宜才能使宝宝尽早痊愈。

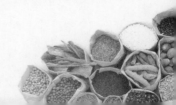

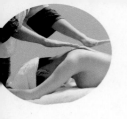

小儿厌食症

在中医学领域，小儿厌食症归属于食欲下降、恶食，系指由于消化功能障碍造成的一种慢性消化性疾病，通常发生在学龄前儿童，成年人偶尔也会发生厌食症。

病因大多是饮食不节，饥饱失调，损伤脾胃，如过饥就会营养不足，过饱就会积食停滞。也可能是脾气不振、脾胃素虚，或是先天不足、脾失温煦，或者湿郁脾阳、脾虚失运，或者升降失调、湿郁气滞等引起的。

症状

食欲消减或缺乏，不思饮食；或是食而无味，见食不贪，甚或拒食；或是脘腹胀满，饮食停滞；或是兼有面色少华，形体消瘦；或是呕吐，泄泻。长期厌食，对其生长发育存在影响。

指压方法1

➡ 对症穴位

天枢穴、四缝穴、脾俞穴、足三里穴。

指压 手法

采用切法、揉法、扪法。用双拇指指尖切四缝穴，对天枢穴进行揉压，对脾俞穴和足三里穴进行强压，并在强压中不时辅以震颤，每个穴位压3～5分钟，每次施治都在餐前1～2小时进行。该法适合用来治疗小儿厌食症和小儿疳积。

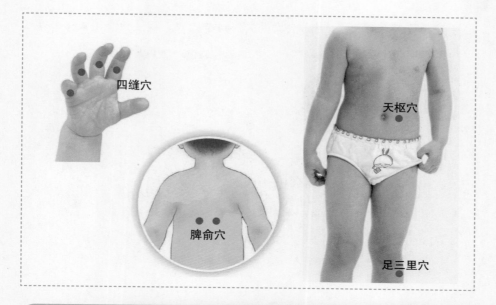

四缝穴

天枢穴

脾俞穴

足三里穴

指压方法2

▶ 对症穴位

四缝穴。

指压 手法

采用切法。用双拇指指尖切5分钟，指力要适度，以能忍受为限。每天或者隔天1次。或是切后再用三棱针进行点刺，直到稍出血为止。此法适合用来治疗小儿厌食症及小儿疳积。

指压方法3

▶ 对症穴位

分两组穴，一组为命门穴、肾俞穴、胃俞穴、脾俞穴；二组为神阙穴。

指压 手法

第一组穴采用扪法，用双拇指指腹对相关穴位进行按压，指力自轻至重，渐渐加大指力，每个穴位按3~5分钟；第二组穴进行10~15

分钟的拔罐。每天或者隔天1次，5次为1个疗程。该法适合用来治疗小儿厌食症和小儿疳积。

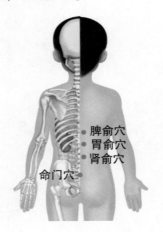

脾俞穴
胃俞穴
肾俞穴
命门穴

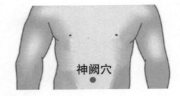

神阙穴

指压方法4

▶ 对症穴位

胸椎第八～十二棘突间两旁及足三里穴。（这些位置请参照本书或本丛书其他图片。）

指压 手法

采用推法、扣法。先用双手拇指在第八～十二胸椎棘突间两旁由上而下推压数遍，再对两旁4点处按压1.5～3分钟，接着对双侧足三里穴强压5分钟。每天1次。此法适合用来治疗小儿厌食症和小儿疳积等。

● 温馨提示

每日三餐要准时，尽量让小儿和大人同桌用餐，多鼓励，不训斥，营造就餐的良好氛围，要使小儿在心情愉快的状态下进餐。即使有时进食不好，家长也不要着急，不要威胁、恐吓小儿进食，也不要乞求小儿进食，一餐不吃，不必顾虑，也不要用零食补充，下餐饿了小儿自然会吃。

小儿疳积

小儿疳积为儿童时期，特别是1～5岁儿童的一种常见病症，指的是因为喂养不合理，或者寄生虫病等造成的，令脾胃受损而致使发枯、面黄消瘦、全身虚弱等症状。其临床症状主要表现为：初发时不思饮食、腹胀、腹泻、恶心、呕吐，而后喜俯卧、睡眠不好、烦躁哭闹、口渴、大便时干时稀、手心和足心发热、午后两颧骨发红，最后患儿会出现头发稀疏、头大颈细、面黄肌瘦、肚脐突出、精神不振。

症状

烦躁易怒，体重不增，形体消瘦，毛发稀疏，面色少华或萎黄，食欲缺乏，或能食善饥，大便不调，舌偏淡，苔薄白，食指侧（靠近拇指方向）的皮肤出现血管纹。

指压方法

▶ 对症穴位

板门穴、中脘穴、天枢穴、四缝穴、内八卦穴、足三里穴。

指压 手法

揉板门穴、中脘穴、天枢穴以消食导滞，对胃肠积滞进行疏调；推四缝穴、运内八卦穴使上述作用得以加强，且能够理气调中；对足三里穴进行按揉以健脾开胃，消食和中。

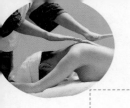

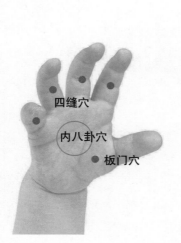

四缝穴

内八卦穴

板门穴

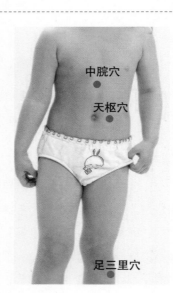

中脘穴

天枢穴

足三里穴

● 温馨提示

❶在治疗的过程中一定要注意调节饮食，合理喂养。进餐务必定量、定时，及时添加辅助食品，多吃维生素含量丰富的蔬菜、水果，对吃零食、挑食、偏食等不良习惯应加以纠正，建议用母乳喂养。

❷在病情得到好转，食欲显著增加的时候，注意不要过食，以免造成消化功能紊乱。

❸常在室外进行一些活动，呼吸新鲜的空气，常晒太阳。

❹积极对原发慢性疾病和并发症进行诊治。

第八章

常见皮肤科疾病的指压疗法

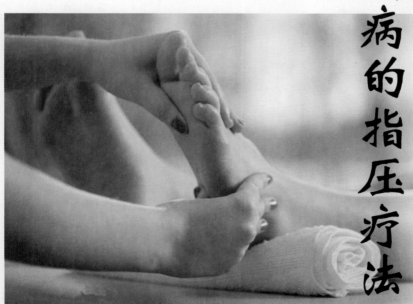

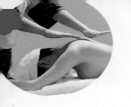

荨麻疹

荨麻疹又称风疹块，是一种常见的过敏性皮肤病。临床表现为：皮肤出现红色或白色风团块，大小不一，小如芝麻，大如蚕豆，扁平凸起，时隐时现，奇痒难忍，如虫行皮中，灼热，抓挠后增大增多，融合成不规则形状。本病发作时常可持续数小时，消退后不留痕迹。急性发作者数小时至数天可愈，慢性患者可反复发作数月甚至数年。现代医学认为，吃鱼、虾、海鲜等食物，或接触化学物质、粉尘，或蚊虫叮咬、日光暴晒、寒风刺激，或精神紧张等诸多因素，皆可引发本病。

症状

发病急，风团色红，灼热剧痒；兼见发热、恶寒、咽喉肿痛、心烦口渴、胸闷腹痛、恶心欲吐，舌淡红，苔薄黄，脉浮数。

指压方法

对症穴位

曲池穴、血海穴、足三里穴、肺俞穴、脾俞穴、肝俞穴。

指压 手法

患者取仰卧位，术者用拇指按揉患者曲池穴、血海穴、足三里穴各2～3分钟，以局部发热为度；患者取俯卧位，充分暴露背部，术者在患者背部膀胱经及督脉循行部位施行叩法，循经叩击3～4次，至其皮肤潮红、充血为止，重点施术于肺俞穴、脾俞穴、肝俞穴，并施用拇指点按法，以患者有酸胀感为度。

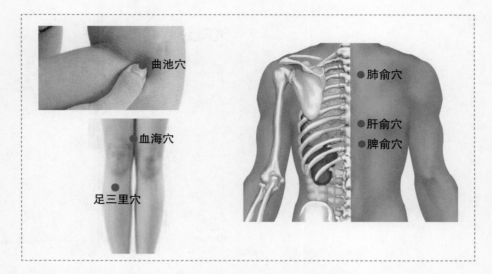

曲池穴

血海穴

足三里穴

肺俞穴

肝俞穴

脾俞穴

●温馨提示

①避免寒冷刺激，防止着凉。

②禁食海鲜、牛肉，以免加重症状。忌食辛辣等刺激性食物及饮酒。

③避免手挠，防止抓破皮肤，多饮热水。

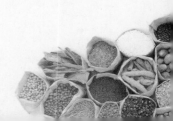

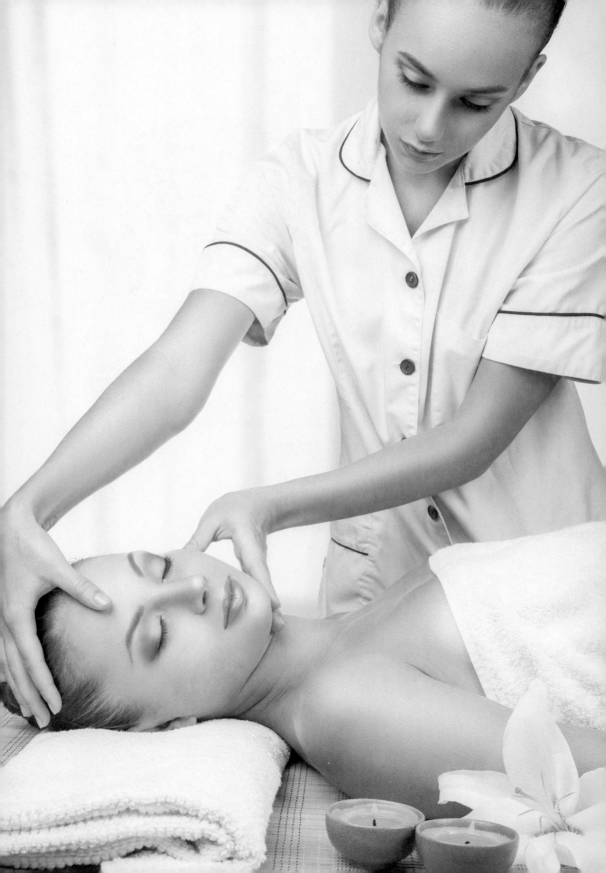